Christine Steiger
Mit porentiefer Grünkraft

Christine Steiger

Mit porentiefer Grünkraft

Satirische und nachdenkliche
Anmerkungen zu Natur und Umwelt

Illustriert von Max Rüedi

WELTWOCHE

©
1990
Weltwoche-ABC-Verlag, Zürich
Umschlaggestaltung:
Heinz Unternährer, Zürich
Alle Rechte vorbehalten
ISBN 3-85504-129-6

Inhalt

Vorwort 7

Garten: Die Erschaffung der Welt

Vom chemisch reinen Rasen zur Augen- und Bienenweide 11
Gemüse mit Grössenwahn 18
Vergrabene Schätze 21
Chaoten im Ansturm 24
Spitzentanz der Sterne 27
Ein Frosch im Ohr 30
Himmlisches Gärtnern 33
Schmelzen und sprengen 36

Alternativen: Zurück zur Natur

Vom Osterei zum Osterbaum 41
Desinfizierte Gedanken 44
Blutspenden für Dracula 47
Kalte Güsse für Katzen 50
Ohne Hummeln keine Jungfern? 53
Vivisektion am Menschen 56
Der Wurm als Statussymbol 59
Todesfallen im Garten 62
Ab in die Büchse 65
Blaue Blume Hoffnung 68

Tiere: Ehret Elfen und Igel

Verzauberte Natur 73
Osterhas mit Frostbeulen 76
Göttliches Stacheltier 79
Post für Rebekka 82
Abschied von Rebekka 85
Schöne neue Katze 88

Zeit der Meerschweinchen **91**
Ungeheuer im Bett **94**

Sprache, Werbung, Erziehung: Harmlose Ereignisse

Wörter mit Wurmbefall **99**
Getarnte Kaffeekannen **102**
Dschungel und Zierrasen **105**
Heute schon Krieg geführt? **108**
Giftwolke im Konjunktiv **111**
Wie man Kühe hütet **114**
Macht Kinder zu Ameisen **117**

Umweltzerstörung: Der tägliche Weltuntergang

Rote Blätter im Sommer **123**
Der Preis des Lebens **126**
Vom Umgang mit Bäumen **129**
Exorzismus des Putzteufels **132**
Abfall in die Ohren **135**
Schrecklicher Freudentaumel **138**
Kreischende Rädchen **141**
Gärtner als Borkenkäfer **144**
Strahlende Frühlingstage **147**
Lasst Blumen sprechen **150**
Ist Dummheit gesund? **153**
Kurze Aufhellungen **156**
Bern als Nationalpark **159**

Mitmenschen: Spiegel ihrer Umwelt

Blick auf die Männer im Zug **165**
Gott und das Mäuschen **168**
Bildausschnitt mit Bürste **171**
Spiritualität des Abfalls **174**

Vorwort

Der Blick ins Grüne hat heutzutage etwas Irritierendes: Ich bewundere eine Blume und weiss gleichzeitig um ihre Gefährdung. Ich lausche dem Ruf eines Kuckucks und frage mich, ob ich ihn im nächsten Jahr wieder hören werde. Ich lege einen Naturgarten an und bin mir dabei voll bewusst, dass giftfreies Gärtnern gar nicht mehr möglich ist, weil die Umweltverschmutzung jedes Bemühen zunichte macht. Die Naturbetrachtung hat ihre Unschuld verloren, auch wenn die Liebe zu Flora und Fauna noch so gross ist. Aus dieser paradoxen Spannung heraus sind die nachfolgenden Texte entstanden: ein Blick ins Grüne – mit einem lachenden und einem weinenden Auge. Die Radierungen von Max Rüedi tragen das Ihre bei. Mit eigenen Einfällen ergänzt der Künstler die Texte und komplementiert das grüne «Welt-Bild» des Lesers.

Christine Steiger

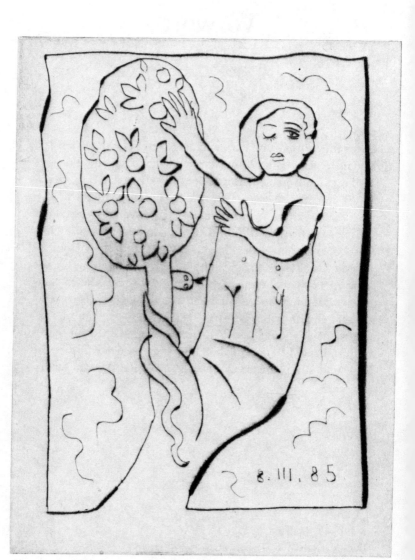

Garten:
Die Erschaffung der Welt

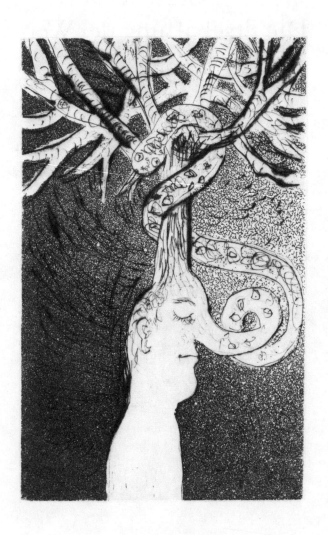

Vom chemisch reinen Rasen zur Augen- und Bienenweide

Eigentlich war mein Garten gar keiner. Angelegt war er eher als architektonische Fussmatte: ein winziger Rasen, absolut trittfest, porentief grün und chemisch rein. Dazu ein paar stereotype Sträucher und ein Sitzplatz zwecks Durchlüftung und Besonnung des Mieters. Jede Woche wurde das Gras kahlgeschoren, auf dass nichts Ungutes aufkommen konnte. Der Hauswart schwang sich auf ein gewaltiges Gefährt und ratterte mit ohrenbetäubendem Gedröhn über den zähen Untersatz. Im Herbst staubsaugte er mit noch durchdringenderem Gebrumm die herabgefallenen Blätter, und im Winter kurvte er mit einem kreischenden Schneepflug ums Haus. Zwischendurch ging er noch mit einer quietschenden Giftspritze auf die Aussenseiter an den Wegrändern los. Danach sah es aus wie einst in Vietnam: verbrannte Erde als saubere Endlösung. Kurz: Es herrschte zwar keine Ruhe, aber um so mehr Ordnung im Land.

Mit einem einzigen Handstreich durchbrach ich die bürgerliche Idylle: Heimlich, still und leise schmuggelte ich die Samen von Gänseblümchen zwischen die strammen Halme. Damit war das grüne Monopol gebrochen. Das Gras ist mittlerweile im Rückzug begriffen, und die Gänseblümchen erobern bereits die nähere Umgebung. Manchmal wundert sich der Hauswart allerdings, dass es gerade bei mir so viele gibt. «Sieht ja aus wie eine Schneedecke», sagt er und murmelt etwas von mysteriösen Bodenverhältnissen.

Aber die Gänseblümchen sind längst nicht mehr allein auf weiter Flur: Ehrenpreis (in vier verschiedenen Ausgaben),

Löwenzahn, Wasserkresse, Schlüsseli, Gundelrebe, Hahnenfuss, Frauenmänteli, Wiesenschaumkraut, Waldanemönchen, Sternmiere und kriechender Günsel fanden sich freundlicherweise ganz von allein ein und halfen tatkräftig mit, das subversive Werk zu vollenden. Seither blüht's: eine Augen- und Bienenweide. Aber nicht nur die geflügelten Honighersteller kommen auf ihre Kosten – auch der Mensch. Denn praktisch alles ist essbar. Jeden Frühling präsentiert sich die einstige Fussmatte als appetitliche Salatplatte verschiedenster Wildkräuter.

Ich war in der Zwischenzeit natürlich nicht müssig geblieben und hatte den Rasen unterwühlt. Man soll bekanntlich sein Kapital in den Boden stecken. Das tat ich denn auch. Bis zum totalen Ruin. Schuld daran waren die Hochglanzkataloge der Blumenzwiebel-Mafia. Die überdimensionierten Abbildungen von meterhohen Märzenglöckchen und kindskopfgrossen Krokussen, ganz zu schweigen von all den baumlangen, grelleuchtenden Hyazinthen, Tulpen und Narzissen lassen jedem Gartenfreak die Augen (und das Portemonnaie) überlaufen. Man bestellt von diesem ein wenig und von jenem ein bisschen, nicht viel, immer bloss ein paar hundert Stück, und wenn dann im Herbst all die Kisten und Kasten eintreffen, ist man Tag und Nacht am Verlochen.

Der Rasen war bald dicht unterwandert. Jeden Frühling pflegte das Volk herbeizuströmen und schrille Entzückungsschreie auszustossen. «So muss es im Paradies aussehen», sagen die Leute dann immer zu mir, und ich nicke selbstgefällig und erwidere: «Wir wollen's hoffen!» (Ehrlicherweise muss ich hinzufügen, dass mir im Lauf des Sommers das Paradies regelmässig entgleitet und sich in eine grüne Hölle verwandelt...)

Als nächstes schlug ich mich in die Büsche. Das war das brutalste, denn es galt, einen fast schon mythologischen Kampf zu bestehen. Es gibt im modernen Gartenbau nämlich auch wahre Ungeheuer, und das sind die immergrünen Bodenbedecker, die offenbar eisern entschlossen sind, selbst noch den

Jüngsten Tag zu überstehen. Hammer und Säge, Hacke und Schaufel gingen drauf, und obwohl es mir schliesslich bluttriefend gelang, vielen von ihnen den Garaus zu machen, haben einige bis heute überlebt. Hin und wieder rücke ich diesen Terroristen mit der Kneifzange zu Leibe, aber kaum drehe ich ihnen den Rücken zu, schlagen sie auch schon wieder aus.

Als auch das Gebüsch mit den kostspieligen Erzeugnissen der Gärtnerinnung unterhöhlt war, stand mir der Sinn nach Höherem: Blumenbeete für edleres Gezücht liessen den Rasen auf Handtuchgrösse schrumpfen. Als Anfängerin hatte ich es noch gut: Ich entleerte über der Unterlage einfach ein paar Samentütchen («bunte Sommermischung»), goss zur Aufwärmung einen Kübel kochendes Wasser hinterher, weil der Boden noch Stein und Bein gefroren war, ich es aber nicht mehr hatte erwarten können, endlich mit dem Säen loszulegen – und siehe: alles kam.

Es grünte und blühte, dass es eine Lust war – so lange, bis die erste Schnecke das neu eröffnete Feinkostgeschäft entdeckt hatte. Ihr Grossalarm im nahen Wald liess über Nacht ein paar Hundertschaften dieser lieben Schleimer angaloppieren. Dass Schnecken langsam sein sollen, glaube ich schon lange nicht mehr. Vermutlich fliegen sie sogar, wenn man nicht hinsieht...

Von nun an war es jedenfalls ganz eine Frage ihres kulinarischen Geschmacks, was noch wachsen durfte und was nicht. Erst frassen sich die braunen Nacktschnecken durch meinen Garten. Dann fuhr die erste Weinbergschnecke ein, die ich jubelnd begrüsste, weil die Ärmsten schliesslich vom Aussterben bedroht sind. Unverzüglich taufte ich die Rarität auf den Namen «Fifi». Inzwischen aber muss sich alles, was von dieser Tierart noch übriggeblieben ist, zu mir geflüchtet haben. Ich könnte ja ein paar von ihnen in die Pfanne hauen, mit viel Kräuterbutter und Knoblauch, aber erstens widerstrebt es mir, Viecher, die ich persönlich kenne, hinterrücks abzuschlachten, und zweitens stehen sie unter Naturschutz. Und so sehe ich ihnen halt nur seufzend zu, wenn sie wieder mal einen fünffränkigen Setzling sekundenschnell hinunterdrücken, als hätte ich ihn eigens für sie gekauft.

Zwar verfüge ich durchaus über ein biodynamisches Schädlingsvertilgungsmittel, das in der Nacht zum Einsatz kommt: Es ist Pankraz, der Igel, der sich seit Jahren regelmässig bei mir zu einem kleinen Imbiss einfindet. Allerdings bezweifle ich langsam, dass Igel Schnecken fressen, wie es immer heisst. Meiner jedenfalls zieht hausgemachte Tortelloni mit Butter und Käse vor. Oder er stürzt sich in den Kompostsack, um sich am Kaffeesatz zu berauschen. Einmal traf ich ihn auch schon nachts im Gang, wo er hingebungsvoll an einem meiner Schuhe kaute.

Manchmal habe ich überhaupt den Eindruck, die Tierwelt würde am liebsten bei mir einziehen. Ständig muss ich irgendwelche Einwanderer wieder vor die Tür setzen. Die Wespen suchen hartnäckig die Bücherregale nach kultivierten Nistmöglichkeiten ab, eine Maus wohnte auch schon da, und in einem meiner Eternitkistchen hauste monatelang eine Kröte. Vermutlich hat das Getier die primitive Lebensweise langsam satt und sehnt sich nach zivilisatorischem Komfort.

Wie auch immer: Mein Garten ist – da chemiefrei und superbiologisch – ungeheuer belebt. Und ich wüsste zu gern, wie viele Lebewesen wohl darin Unterschlupf gefunden haben. Aber eine Volkszählung durchzuführen wäre unmöglich: Allein die Ameisen gehen in die Millionen, von Blattläusen und anderen Winzlingen ganz zu schweigen. Nicht mal die verschiedenen Käferarten könnte ich mehr zählen, und von vielem weiss ich schon gar nicht mehr den Namen. Ich wäre zum Beispiel riesig erfreut, wenn mir jemand sagen könnte, wie die millimetergrossen Plüschräupchen heissen, die jeden Sommer im Affentempo die Kornblumen rauf- und runterwetzen.

Jeder Fingerbreit Erde, habe ich gelesen, enthält mehr Lebewesen, als es Menschen auf der Welt gibt. So gesehen hat sich der einstige, sterile Grünbelag in einen gigantischen Kosmos verwandelt, in dem es allenthalben kreucht und fleucht, mampft und schmatzt. Und ich möchte nichts davon missen: Ich mag die bunten Wanzen ebenso wie die gepünktelten Marienkäfer. Oder die Taubenschwänzchen, die mit langen Rüsseln im Phlox herumbohren. Und die Erdspinnchen, die ihren Nachwuchs in kleinen runden Päckchen auf den Blättern der Zitronenmelisse sonnen. Hin und wieder locke ich eine Heuschrecke auf meine Hand: Ein zirkusreifer Dressurakt, auf den ich lange stolz war, bis mich eines Tages einer dieser wilden Tiger herzhaft in den Finger biss und ich merkte, dass sie mich offenbar für ein Würstchen halten.

Eigentlich ist mein Garten gar kein Garten mehr. Er gleicht schon eher einem Naturreservat, das aufnimmt, was im umliegenden Kriegsgebiet erbarmungslos ausgerottet wurde. Aber seither läuft auch was bei mir. Nur ich kann kaum mehr einen Schritt tun, ohne irgendeinen meiner Untermieter zu gefährden.

Aber was ist schon eine Rose ohne Rosenwickler, eine Lilie ohne Lilienkäfer? Besonders letztere haben es mir angetan: Sie sind feuerrot und haben schicke schwarzlackierte Fühlerchen. Genau genommen finde ich sie noch schöner als die Lilien selber.

Seit der Garten derart belebt ist, kann ich meine Hände in den Schoss legen: Die Regenwürmer stechen die Beete um und lockern die Erde. Die Ameisen verteilen die Sämereien. Die Vögel haben mir – über den Verdauungsweg – unter vielem anderem einen Holunder und eine Esche (unter der ich jetzt immer nach Morcheln Ausschau halte) gepflanzt. Die Schnecken befreien den Baum, das Gebüsch und die Blumenkistchen von anhaftendem Moos und Flechten. Und im Herbst kann ich die Blätter ruhig liegenlassen: Bis zum Frühling ist alles fein säuberlich weggeputzt.

Ausserdem wachsen bei mir ohnehin nur Selbstversorger: Pflanzen, die, wenn sie mal im Boden sind, stur jedes Jahr wiederkommen, oder solche, die selber wissen, wo es ihnen am wohlsten ist, und sich via Luftpost von allein an den betreffenden Ort begeben. Für Neuzuzüger stehen ausserdem zwei mit Erde gefüllte Blumenkistchen als Landepiste bereit. Ich sitz' bloss da und schau' zu, wie die Sämchen vorbeifliegen. Fertig.

Eigentlich bin ich völlig überflüssig, ja das Grünzeug ist sogar drauf und dran, mich von meinem Sitzplatz zu vertreiben. Aus allen Ritzen spriesst's und wuchert's, und das Betreten der Terrasse ist längst nur noch im Spitzentanz möglich, will ich nicht auf Veilchen, Akalei, Goldlack, Baldrian oder einen Spinat treten, den mir die Schnecken grossmütig überlassen haben.

Ich hab' auch die Pflanzen stark im Verdacht, dass sie von Ehrgeiz zerfressen sind. Sie huldigen einer Wachstumsideologie, die manchmal schon groteske Formen annimmt. So hat doch tatsächlich ein blühender Nüssler ein Wettrennen (vertikal natürlich, nicht etwa horizontal) mit einer Goldraute angefangen. Jetzt ist der Nüssler schon doppelt so lang, als er seiner Natur nach zu sein hätte. Und der jahrelang stagnierende Flieder legte mit dem Wachsen überhaupt erst los, als der Holunder drohte, ihn zu überholen.

Das klingt vielleicht idyllisch, aber gerade eine Idylle ist mein Garten überhaupt nicht. Man muss nur mal kurz in die Hocke gehen und einen scharfen Blick in die Tiefen des Untergrundes werfen: Es ist gänsehauterzeugend. Mord und Totschlag, wohin man schaut. Schon ein Blick in eine Rosenblüte ist bei mir nicht harmlos. Denn es kann gut sein, dass man sich Aug in Aug mit einer weissen Spinne sieht, die gerade einen Rosenkäfer abmurkst. Einmal hat mir eine solche Spinne grausam die Show gestohlen, als ich gerade gespannt zusehen wollte, wie sich ein wunderschöner Admiral entpuppte: Kaum war er halb draussen, stach sie ihn ganz schnöde ab, und ich hatte bloss noch eine bunte Leiche vor der Nase.

Das Allermerkwürdigste aber ist: Je unübersichtlicher und chaotischer mein Garten wurde, um so mehr gewann er an Grösse, obwohl sich die Grundfläche immer gleich blieb. Am Anfang kannte ich noch jede Blume, jeden Käfer. Jetzt streife ich durch einen riesigen Dschungel und entdecke immer wieder etwas Neues, Unerwartetes. Vermutlich würde eine Forschungsexpedition viele Wochen dauern – und selbst dann wäre man nie ganz sicher, wirklich alles gesehen zu haben.

Und noch immer wächst der Garten. Tag für Tag. Jahr für Jahr.

Gemüse mit Grössenwahn

Was macht ein Mensch, der knapp anderthalb Meter misst, mit einem Zucchetto, der einem Drittel dieser Länge entspricht? Vor diese tiefschürfende Frage sah ich mich gestellt, als ich auf meiner Türschwelle ein säuglingsgrosses Etwas fand, das vielleicht vor langer Zeit die zierliche Form – «fingerlang» steht in einem Kochbuch! – gehabt haben mag, die man sich gewöhnlich zu Gemüte führt. Das Ding auf meiner Schwelle, prall und rund, sah aus, als sei es direkt aus Findhorn angereist, jenem schottischen Wundergarten, wo das Gemüse dank zärtlichem Zuspruch und direktem Funkkontakt zur biodynamischen Geisterwelt zu Dimensionen anschwillt, die jedem Kochtopf hohnsprechen.

Offenbar, überlegte ich gedankenvoll, während mir der Findling schwer in den Armen hing, hat dieser Zucchetto zuviel Liebe abbekommen: Jetzt wiegt er halt drei Kilo. Und ich muss ihn aufessen. Schöne Bescherung. Jetzt weiss ich wenigstens, was ein freudiger Schrecken ist...

Zwar hat er eine Haut wie Samt, übersät mit gelben Pünktchen wie ein grüner Sternenhimmel, aber zart sieht er deswegen noch keineswegs aus. Eher gleicht er einer jener urtümlichen Keulen, mit denen einst die Steinzeitmenschen auf die Bärenjagd gingen. Einbrecher wären bei mir im Moment echt gefährdet. Ein Schlag auf den Kürbis mit diesem Kürbisgewächs, und es würde jedem grün vor den Augen.

Aber einem geschenkten Zucchetto schaut man nicht auf die Leibesfülle. Er ist, das steht zweifellos fest, eine ausgereifte Persönlichkeit, und genau das macht's mir ja so schwer, ihn einfach in die Pfanne zu hauen. Junges Gemüse vernaschen kann schliesslich jeder, aber sich mit kannibalischen Absichten einem solchen Dickwanst zu nähern... also ich weiss nicht recht.

Ich könnte ihn ja mal meinen Schnecken im Garten zeigen. Die würden ihn glatt für eine überirdische Erscheinung halten. Denn er selbst stammt natürlich aus einem absolut keimfreien Reservat, in das nie auch nur ein Kriechtier einzudringen vermochte. Nie wurde er zart angebissen, nie an seiner Grösse genagt. Ungehemmt konnte er sich entfalten. Die Mutterpflanze aber – so ergaben meine diskreten Rückfragen – ist an dem ungeschlachten Säugling schier verr...

Denn dieser Zucchetto ist eigentlich eine ferienbedingte Entgleisung. Trotzdem halte ich seinen Grössenwahn irgendwie für symptomatisch. Was macht die Landwirtschaft anders, als ein Optimum aus dem Boden zu pressen und diesen dann so lange künstlich aufzupäppeln, bis er an der auferlegten Masslosigkeit zugrunde geht?

Mein Freund, der Zucchetto, ist zwar kein Produkt einer Gemüsemonokultur. Er wuchs in einem Schrebergarten heran, in dem durchaus noch Vielfalt herrscht. Und doch stehen auch diese Pächter bereits unter einem Leistungszwang und unter einem sozialen Druck, der den Einsatz von Gift und die Vertilgung sogenannten Unkrauts gebieterisch fordert, will man nicht zum geächteten Outlaw werden und damit seines Gartens verlustig gehen. Niemals bekäme man eines dieser kostbaren Stückchen Land, wenn man daraus bloss eine grüne Oase für Pflanzen, Tiere und Menschen machen wollte. Es könnte sich mal eine Ameise zum Nachbarn verirren und ihm eine Blattlaus anhängen.

Es ist schon seltsam: Allen modernen Erkenntnissen und konstatierten Umweltbedrohungen zum Trotz darf man die Welt nur verändern, wenn man dabei die Nachbarn nicht in ihrer Ruhe und Ordnung stört. Mein Garten darf zum Beispiel nur deshalb eine Wildnis sein, weil es sonst weit und breit keine Gärten gibt. Nicht auszudenken, was passieren würde, wenn sich eines meiner Weidenröschen in solch einem ordentlichen, gejäteten und gedüngten schweizerischen Gemüsebeet niederliesse. Wahrscheinlich erhielten die Weidenröschen und ich sofort die Kündigung.

Ich kann nur hoffen, dass keiner meiner Nachbarn den Einfall hat, Gemüse anzubauen: Oder wenn, dann weit weg in einem Schrebergarten...

Und jetzt geh' ich und fress' den Zucchetto mit Haut und Stiel!

Vergrabene Schätze

Der Herbst hat seinen eigenen Glanz. Besonders wenn man in die Augen eines Gärtners schaut. Dieses irrlichternde Funkeln findet man nur zu dieser Jahreszeit. Denn jetzt graben sich die Gärtner tief ins Erdreich ein. Sie tun's den Maulwürfen nach, ja werden selbst zum Maulwurf: blind für die Gefahren, die ihnen drohen. Dabei wetzen die Pleitegeier bereits stillvergnügt ihre Schnäbelchen. Aber ach, die Gärtner achten's nicht.

Mein Nachbar hat diesen Herbst bereits ein paar tausend Stück verlocht. Tulpen, Narzissen, Krokusse. Er robbt sich jedes Jahr weiter um den Häuserblock. Sein Weg, so könnte man mit gutem Recht behaupten, ist mit Gold gepflastert. Wenn er daran denkt, wird er ganz bleich. Dabei hat er eine besonders günstige Bezugsquelle entdeckt. Trotzdem ist er dabei, einen Schatz zu vergraben.

Ich dagegen, mit den Symptomen dieser zutiefst irdischen Sucht seit Jahren vertraut, wollte es diesen Herbst ganz schlau anfangen. Gar nicht erst in die Kataloge gucken und keinen Bestellschein ausfüllen. Das heisst: Eigentlich habe ich noch gar nie einen Bestellschein ausgefüllt. Bestellscheine füllen sich nämlich eigendynamisch von selber aus. Also weg damit! Ich kauf' mir einfach im nächsten Laden ein Säckchen mit gelben Mammuts. Fertig.

Gelbe Mammuts sind Krokusse, die offenbar mit Schoggimousse gedüngt wurden und nun – aber das merkte ich natürlich erst hinterher – zu entsprechend fetten Preisen verkauft werden. Das Stück zu dreissig Rappen. Als ich dann –

ganz versehentlich, versteht sich – doch noch einen sehnsüchtigen Blick in einen Katalog warf, wurde ich nicht bleich wie mein armer Nachbar, sondern gelb vor Ärger: Dort kosteten nämlich die fetten Mammuts fast die Hälfte weniger.

Was ich in den Händen hielt, war im Grunde – Verpackung: ein riesiger bunter Karton, dem ein kleines Netzchen mit Blumenzwiebeln angeheftet war. Und auch bei diesen Kartons habe ich langsam das Gefühl, dass sie gewaltig gedüngt werden: Jedes Jahr wachsen sie mehr in die Länge und in die Breite, und was hinter der bunten Fassade hängt, wird immer weniger.

Bei den Samentütchen ist es genau dasselbe: Anfangs klein und grün (aber wohlgefüllt), wurden sie immer länger, immer bunter, immer glitzernder, bis sie sich gar spalteten. Jetzt steckt in jedem Tütchen ein zweites Tütchen, auf dessen tiefstem Grund sich ein paar rare Sämchen finden. Irgendwann, vermute ich, wird man sie einzeln kaufen können. Eingepackt in einer Goldtruhe.

Mit anderen Worten: Statt meinen Schatz im Garten zu vergraben, werfe ich ihn in den Mülleimer. Oder soll ich vielleicht meinen Garten im nächsten Jahr mit Kartonbildern bepflanzen? Vielleicht wär das eine gute Idee für die langen trostlosen Winterabende: all die Triumph-Tulpen und Riesen-Narzissen aus dem Katalog ausschneiden und billig mit Folie überziehen. Keine Wühlmaus würde sich daran vergreifen, und ich brauchte auch keinen «Solar-Komposter mit echtem Regenwald-Klima» mehr.

Oder vielleicht doch? Kostet ja eigentlich nur 225 Franken. Und wie ist es mit diesen roten Wildtülpchen? Das Stück zu drei Franken? Und Prof. Einstein käme sogar nur auf 1,15? Ein paar Zwerg-Iris wären halt auch wieder nett, und Pankraz, dem Igel, hatte ich für seine treuen Dienste ein Betonhaus versprochen. Die Vögel wären sicher auch selig über ein Strohhäuschen, und die Lilienkäfer haben keine Lilien mehr. Die «Königin der Nacht» wäre bestimmt das Richtige für sie.

Ich selber aber hätte schon immer gern eine Windfahne gehabt, und überhaupt überlege ich mir, ob ich nicht irgendwo in der Wohnung einen Eichenstamm hinlegen könnte. Man kann nämlich neuerdings auf Baumstämmen Pilze züchten! Allerdings braucht man für jede Sorte einen anderen Stamm, aber man kann ja in der Pilzzucht ganz klein anfangen und dann mit der Zeit weitersehen...

Ach, was soll's. Für meinen Garten ist mir nichts zu teuer. Her mit den Mammuts und in den Boden damit!

Chaoten im Ansturm

Jetzt fallen sie wieder: feurig rot, grell orange und leuchtend gelb. Das Grau ist verunsichert, das Grün bunt gesprenkelt, die Ordnung gestört. Chaoten sind im Ansturm, die das saubere Image der Schweiz schnöde beschmutzen. Und mit jedem Windstoss fallen mehr von ihnen über uns her. So kann das doch nicht weitergehen.

Tapfere Mannen rücken aus, um des Chaos Herr zu werden. Mit gewaltigen Strassenreinigungsmaschinen oder noch ganz altmodisch mit Besen und Rechen kratzen sie die Farbe von Strassen und Rasen. Sogar die Waldwege werden gestaubsaugt. Denn dort ist es am nötigsten. Dort sitzen die Drahtzieher. Dort ist der Sumpf, den es auszutrocknen gilt. Dort werden die Bunten ausgebildet. Jahr für Jahr.

In grosse Plastiksäcke verpackt, warten sie dann am Strassenrand auf den Abtransport. Für einen kurzen Augenblick ist die alte Ordnung wieder hergestellt. Aber dann kommt plötzlich ein leises Lüftchen auf, entfacht sich zum Sturm, und schon sind sie wieder da: feurig rot, grell orange und leuchtend gelb.

«Die Blätter fallen, fallen wie von weit, als welkten in den Himmeln ferne Gärten», dichtete einst Rilke. Was hat sich der Mann eigentlich gedacht? Der hat wohl noch nie einen Besen in der Hand gehabt? Denn von dem, was dann so glitschig auf den Trottoirs liegt und unter unsern Füssen gschlumpt, ja uns womöglich zu Fall bringt, schweigt der weltfremde Poet. «Und doch ist Einer, welcher dieses Fallen unendlich sanft in seinen Händen hält», behauptet er kühn.

Ich glaube kaum, dass helvetische Saubermänner mit ihm einig gehen. Dieser Wolkengucker, würden sie sagen, soll doch mal sein Fernlicht nach unten richten und nachschauen, ob dort jemand den sanften Fall aufgehalten hat!

Früher bin ich auch noch ausgerückt, hab' mit nasskalten Fingern das Feucht-Modrige aufgepickt und – oft genug samt einem lebenden Untermieter – brutal beseitigt. Selbstverständlich in edelster Absicht. Ich wollte in diesen natürlichen Vorgang helfend eingreifen, mich auf die Seite der Krokusse schlagen, die doch sonst im Frühling nie und nimmer durch die zähe Blätterdecke ans Licht der Sonne gelangen würden. Ich wollte den Primeln und Anemonen eine Bresche schlagen, ihnen heroisch den Weg ins Freie bahnen. Als ob die Natur Geburtshelfer nötig hätte...

Irgendwann hat dann mein perverser Fleiss nachgelassen. Vielleicht war's zu feucht oder zu kalt. Jedenfalls verschob ich die radikale Säuberung auf den Frühling. Und siehe da: Die Krokusse stiessen mit Leichtigkeit durch die dickste Blätterdecke, und auch die Primeln turnten geschickt darunter hervor. Und als es wärmer wurde, war eines schönen Tages kein einziges Blatt mehr zu sehen. Die Regenwürmer hatten über Nacht Stück für Stück in die Erde geschlurpft...

Seither schaue ich bloss zu, wie die Chaoten im Herbst für Arbeit sorgen. Ein halbes Ökosystem wird säuberlich abgetragen, dem Boden die Bettdecke fortgezogen und dem Getier jeglicher Unterschlupf verweigert. Im Schweisse ihres Angesichts zerstören die Ordnungshüter Natur und glauben, sie hätten nur aufgeräumt.

Dafür holt man dann die untergewichtigen Igel in die gute Stube und päppelt sie mit kostspieligen Mehlwürmern durch den Winter. Zwar sind sie nicht besonders sauber und stinken gewaltig vor sich hin, aber man hat doch wenigstens wieder ein Stück Natur vor dem Untergang gerettet.

Nur müsste man dazu eigentlich wissen, dass Herbstlaub und Igel im Grunde eine Symbiose bilden. Die Blätter dienen als Winterbau und Vorratskammer. Zahllose Würmer und Käfer suchen dort Unterschlupf: appetitliche Fleischplättchen für die Igel im Frühling. Aber eben: Wir wollen keine Würmer und Käfer. Wir wollen bloss die Igel, weil die so schnuselig und herzig sind. Auch wenn sie Flöhe haben: Da drücken wir beide Augen zu beziehungsweise den armen Igel unter die Dusche.

Und so betritt denn unser Stacheltier im Frühling blitzsauber und strahlend diese keimfreie Welt und macht sich verzweifelt auf die Suche nach dem ersten Wurm...

Spitzentanz der Sterne

Donnernd fällt der Schnee. Zumindest setzt ein diabolisches Getöse ein, kaum netzen die ersten Schneeflocken die makellose Fahrbahn. Wenn ich mitten in der Nacht kreidebleich im Bett auffahre, weil's ganz so tönt, als seien die Russen, Chinesen, Amerikaner oder meinetwegen auch ein Bataillon Ausserirdischer einmarschiert, weiss ich: Es schneit. Und der Krieg, der draussen tobt, gilt jenen geheimnisvollen Milliarden Sternchen, die einander sanft bei den Spitzen halten und zur Erde niedertanzen.

Der flackernde Schein gelber Warnlichter huscht über die Zimmerdecke, und der Schatten eines monströsen Ungetüms schiebt sich langsam am Fenster vorbei: Der Schneepflug schafft wieder Ordnung im Land. Das heisst: eher in den Städten. Denn auf dem Land, vor allem in den höhergelegenen Teilen, weiss man ja den Schnee gewinnbringend zu nutzen, während er auf den Strassen bloss für finanzielle Verluste sorgt. Er sabotiert die Wirtschaft, hält Arbeitnehmer von ihren Wirkungsstätten fern und schafft kostspielige Blechschäden.

Welcher Schweizer im erwerbsfähigen Alter vermag überhaupt noch naiv in das Schneien zu staunen? Wem genügt es, einfach den Flocken zuzuschauen und sich in der Phantasie die bezaubernden Vergrösserungen vorzustellen, die es von den feinen Strukturen der winzigen Eiskristalle gibt? Oder sich auszumalen, dass eben jenes Schneesternchen, das gerade vorbeiwirbelt, vielleicht einst dem Napoleon auf die vorwitzige Nase gefallen ist oder sonst eine hitzige historische Persönlichkeit unerwartet abkühlte? Denn Wasser ist ewige Wiederkehr. Jeder Schluck, den wir trinken, hat in der Vergangenheit schon den Durst unzähliger Lebewesen gelöscht. Jeder Tropfen ist Zeitgenosse von Geschichte.

Für uns aber ist der Schnee bloss noch eine Sache von Soll und Haben. Ein Animator für Touristen, käuflich und dienstbeflissen, auch wenn er hin und wieder einen Kunden in einer Lawine verschwinden lässt. Das nimmt man in Kauf. Ein paar Menschenopfer auf dem Altar des Sports.

Denn erst wenn der Schnee ausbleibt, ist die Empörung gross. Er hat pünktlich seinen Arbeitsplatz anzutreten wie alle anderen Schweizer auch. Als über die Festtage seine Leistungen erheblich zu wünschen übrigliessen, holte man sich das Gewünschte eben dort, wo es zu haben war. Eine Lehrerin erzählte mir völlig fassungslos, viele ihrer Primarschüler hätten nach den Ferien berichtet, sie seien mit ihren Eltern über abgesperrte Hänge gefahren, weil auf den offiziellen Pisten zu wenig Schnee lag. Schliesslich hatte man für das Vergnügen bezahlt! Jetzt wollte man es auch haben – koste es, was es wolle.

Dass es womöglich Leib und Leben kostet, können sich solche Leute offenbar gar nicht mehr vorstellen. Für sie sind die Alpen wie Disneyland: ein Vergnügungspark für Nervenkitzel ohne Risiko. Irgendwo wird die Sicherung ja schon eingebaut sein...

Der Schnee ist denaturiert: ein Kunstprodukt der Unterhaltungsindustrie auf der einen Seite, ein zu eliminierender Störfaktor des Verkehrs auf der anderen Seite.

Dabei hat er ja durchaus eine merkwürdig paradoxe Aufgabe: Er ist das Heizkissen für die Natur, die dicke Daunendecke der Vegetation, ohne die in unseren Breiten viel tierisches und pflanzliches Leben zugrunde ginge. Ausgerechnet der kühle Kalte sorgt für Wärme.

Wir aber sind in jeder Beziehung schneeblind. Nur die Schneemänner (und natürlich die Kinder, die sie bauen) wissen den Schnee noch richtig zu würdigen. Und natürlich die Schneeflöhe, die Schneegänse, die Schneehühner, die Schneeziegen und nicht zu vergessen die Schneewürmer, die allerdings nicht weiss wie Schnee, sondern samtschwarz sind – noch so ein Kontrastprogramm der Natur.

Draussen wird der Himmel bleigrau. Es sind noch ein paar Wagenladungen oben. Dann wirbeln auch schon die ersten Spitzentänzer vorbei. Schnell stopf' ich mir Watte in die Ohren, denn gleich ist wieder Krieg im Land...

Ein Frosch im Ohr

Hinterhältig sind sie. Und natürlich wissen sie genau, was sie tun. Ausgerechnet dann, wenn die gesamte Vegetation kaltgestellt ist, schlagen sie unbarmherzig zu. In allen Farben. Dicke Kataloge hängen aus dem Briefkasten, die mir die Hölle heiss beziehungsweise den Sommer verheissen wollen. «Nicht verpassen!» warnt mich eine fettgedruckte Zeile, bei deren Anblick ich totenbleich vom Stuhl auffahre. «Mai bis Juli – die beste Aussaatzeit für Ihre Frühlingsblumen!» Der Frühling, der da gemeint ist, findet zwar erst in mehr als einem Jahr statt. Wir aber haben jetzt Februar. Der diesjährige Frühling ist noch weit, geschweige denn, dass ich Gefahr liefe, den Mai oder den Juli zu verpassen. Aber natürlich juckt's mich bereits in allen Fingern. Psychoterror nennt man das wohl.

Und der Anschlag ist durchdacht bis ins letzte. Denn jetzt, wo der Schnee fein säuberlich alle Beete zudeckt, sieht man ja nicht, dass es drunter längst keine Lücke mehr gibt. Man hält den ganzen Garten für kahl und leer. «Schnell ein bunter Blumenwald für wenig Geld», liest man – und hat ihn auch schon bestellt. Denn die Gartenkataloge mahnen immer zur Eile. Es könnte einem ja sonst jemand das Dornröschen vor der Nase wegschnappen, oder das Goldene Glück wäre plötzlich ausverkauft. Nicht auszudenken!

Und schliesslich suggeriert der Blumenwald wahrhaft Gigantisches. Wenn er dann allerdings eintrifft, irgendwann mal im Frühsommer, muss er sehen, wie er auf fünf Quadratzentimetern Platz findet. Denn inzwischen ist die Vegetation wieder voll da und mehr denn je. Genaugenommen hätte ich gar nichts zu bestellen brauchen.

Ich kenne diese Krankheit. Ich hielt mich auch für weitgehend immun dagegen, mit Ausnahme von kurzen Fieberschauern, in denen ich auch bei klirrender Eiseskälte ins Freie stürze, um flugs ein Samentütchen auszuschütteln, in der Hoffnung, dass es sich bei seinem Inhalt um sogenannte «Frostkeimer» handelt.

Nein, nein, mich erwischen sie nicht mehr! Auch nicht mit den winzigen Treibhäuschen, die ja nun wirklich kaum Platz wegnehmen und in denen man Bananen und Honigmelonen ziehen kann. Es wär' ja zwar zu schön, eine selbstgebastelte Honigmelone zu schmausen, aber nein! Eisern bleiben. Nix da. Am Schluss hätten ja doch nur wieder die Schnecken das Vergnügen gehabt.

Statt dessen montiere ich lieber draussen den klingenden Dämonenabwehrer, den mir eine Freundin aus Bali mitgebracht hat. Nachts klappert er so, dass er nicht nur die Dämonen, sondern auch die Versuchungen der Gärtnerinnung in Schach hält. Dachte ich wenigstens.

Bis dann noch so ein Katalog eintraf. Das Titelbild zeigte einen märchenhaften Teich mit Seerosen. «Gönnen Sie sich ein Biotop!» stand gönnerhaft daneben. Da schwante mir bereits, dass ich doch noch gefährdet war. Alles hatte mich kalt gelassen: das Alpengärtlein in der Hobbybox, das Tütchen mit Brennesselsamen, das als «Das Besondere» angepriesen wurde, die Riesen-Johannisbeere «Rote Glut», die Bio-Schneckenfalle und das Anzuchtset für den Bonsai. Aber dann blickte ich plötzlich einem leibhaftigen Frosch in die Augen: anmutig portraitiert in edlem Grün. Und schon begann es in mir zu hirnen über Wassertiefen und Teichbreiten. Wieviel Liter braucht ein Frosch? Und was frisst er dazu?

Also angenommen, ich würde einen ganz, ganz kleinen Teich anlegen, der gerade für eine Seerose und einen Frosch reichen würde, wie tief müsste ich dann graben? Sicher nur ein paar Zentimeter. Viel weiter käme ich auch gar nicht, denn mein

Garten ist auf reinem Bauschutt errichtet. Aber vielleicht könnte man die Tiefe vertiefen, indem man zusätzlich den Rand in die Höhe hievte?

Fragen über Fragen. Jetzt haben sie mir halt doch wieder einen Floh, nein, einen Frosch ins Ohr gesetzt. Man sollte die Blumenkataloge allesamt verbieten. Sie gefährden die Nachtruhe und das Seelenheil. Von den Finanzen ganz zu schweigen. Denn als erstes werde ich mir nun einen Eispickel kaufen müssen. Schliesslich muss der Teich im Frühling fertig sein, damit der Frosch frisch-froh hineinspringen kann. Es eilt! Es eilt!

Himmlisches Gärtnern

Eine uralte weise Frau hilft mir neuerdings im Garten. Jetzt gibt es natürlich draussen noch nichts zu tun, aber ich kann mir doch schon Ratschläge bei ihr holen. Zum Beispiel, wann ich am besten das erste Tomätchen aussäen und im geheizten Zimmer vortreiben kann. Oder wann es mir besonders guttäte, einen Randensalat zu verdrücken.

Sie kommt erst, wenn die Sonne untergegangen ist, und lange Zeit habe ich nichts von ihren raffinierten Gartenkünsten gewusst. Ja ich muss sogar gestehen: Ich habe sie nicht ganz ernst genommen, und nie hätte ich geahnt, wie sehr die Pflanzen auf sie hören. Dabei hatte ich es doch selber gesehen! In lauen Sommernächten stehen die Blumen fast auf die Zehenspitzen, um sich ihr entgegenzurecken: Es ist Madame Mond, die sie so anzieht. In ihrem Rhythmus wiegt sich nicht bloss das Meer. Auch die Pflanzen kennen den Gezeitenwechsel. Aber sie schaukeln in der Vertikalen, strecken mal tief die Wurzeln in den Boden, um sich dann wieder stärker nach oben zu wenden.

Um diese kosmisch-kosmopolitische Sprache zu verstehen, braucht es natürlich ein Wörterbuch: Das ist der Kalender über die Aussaattage von Maria Thun. In jahrzehntelanger Arbeit haben sie und ihr Mann die subtilen Zusammenhänge zwischen Mondstand und Pflanzenwachstum beobachtet. Ihr erstes Experiment galt dem Radieschen, das je nach Aussaattag mal knackig rund, dann wieder bloss ins Kraut geschossen war. «Ist vielleicht nur das Radies ein gutes Medium?» fragte sich Maria Thun am Anfang noch bang. Aber siehe da: Sämtliche

Pflanzen sind medial. Nur ein besonders verhärterter Boden verschliesst sich den kosmischen Einflüssen. Ansonsten aber ist alles der nächtlichen Gärtnerin sehr zugetan.

Und wie das halt jedem Gärtner so ergeht: Man kann nicht alles auf einmal machen. So wendet sich auch der Mond mal den Blattpflanzen, dann dem Wurzelgemüse oder den blühenden Blumen zu. Wer aber weiss, wann welche Pflanze ihre Tage hat, erhält beim Gärtnern wahrhaftig himmlische Unterstützung.

Aber auch alles, was da kreucht und fleucht, ist mit einbezogen: Dank dem Kalender weiss ich jetzt, an welchen Tagen die Kohlfliegen anschwirren und ihre Opfer eine Tasse stärkenden Wermuttee brauchen oder an welchem Datum ich mit dem Fliegenfänger auf die Erdflohjagd gehen muss. Steht der Mond im Krebs, kann man den Schnecken den Garaus machen, und steht er im Stier, bauen die Bienen an ihren Waben. Übrigens dürfen die Mäuse heuer aufatmen: Die nächste Hinrichtung ist erst auf den Januar folgenden Jahres angesetzt.

Endlich weiss ich, wann ich Eichen säen kann, wann der Sellerie nach Erde lechzt und dass Tage mit Gewitterneigung fürs Brotbacken günstig sind. Und wenn Venus den ollen Jupiter kokett anblinzelt, entwickelt sich hienieden ein munteres Blühen und Treiben. Ja, die ganze Mythologie verlagert sich ins Gartenbeet, um unter der Regie der alten Märchenerzählerin die längst bekannten Geschichten endlos zu wiederholen.

Zwar düst noch der Halleysche Komet irritierend durchs Geschehen und bringt ein wenig den Fahrplan durcheinander: Wenn also etwas nicht ganz programmgemäss wächst oder gar wunderliche Formen annimmt, kann man's getrost dem kosmischen Unglücksboten anhängen. Aber ich find' den Gedanken auch irgendwie faszinierend: Da hält man vielleicht einen geschweiften Blumenkohl in der Hand und weiss: Das war Halleys Geschoss.

Überhaupt ist es hübsch, wenn man sich vorstellt, dass sich die Sterne in den Blumen spiegeln. Rudolf Steiner, auf dessen anthroposophischem Gedankengut der Aussaatkalender von Maria Thun basiert, ging da noch weiter. Er meinte, dass uns die Blumen von den Geheimnissen des Weltalls erzählen. Und von wem haben die Blumen ihr Wissen? Natürlich von jener uralten weisen Frau, die mir neuerdings im Garten hilft.

Gleich wenn die Sonne untergegangen ist, wird sie zwischen den Bäumen hervortreten...

Schmelzen und sprengen

Jetzt explodiert's und knallt's wieder allerorten. Zum Glück absolut lautlos. Nicht auszudenken, wenn dieses Sägen, Bohren, Sprengen und Schmelzen mit den üblichen Geräuschimmissionen der Schwerindustrie verbunden wäre. Denn die Burschen, die sich zurzeit an die Arbeit machen, können es mit jedem Kohlenkumpel aufnehmen. Sie tun bloss so zartbesaitet. Dabei sind sie eiserne Streber. Pickelhart zwängen sie sich durch Eis und Schnee. Und erst noch in einem Affentempo. Kaum dreht man den Rücken, schiessen weitere Hundertschaften raketenschnell aus dem Boden: Krokusse, Schneeglöckchen, Winterlinge. Sie haben die Kraft von Schneidbrennern, denn wo etwas blühen will, schmilzt der Schnee zuerst: kreisrunde Flecken um kleine AKWs, lauter Dynamos des Frühlings.

Da stehen sie nun, in zartes Weiss oder transzendentes Lila gehüllt, und tun, als könnten sie kein Wässerchen trüben: junge Naive mit dem unschuldigen Lächeln der Sanftmut. Dabei gleichen sie eher Catchern, deren Kraft auch der brutalste Winter nichts mehr entgegenzusetzen vermag. Selbst wenn er ihnen noch ganze Wagenladungen Schnee auf die hoch erhobenen Häupter schmeisst: Die Kleinen sind hart im Nehmen.

Ja, danach wirken sie bloss wie frisch gebadet. Die scheinbar Schwachen sind absolut die Stärkeren.

Und da kommen auch schon ihre Freundinnen angetaumelt – noch etwas schwach in den Flügeln, aber voll da, auch wenn es Grönland zu überfliegen gilt: Mit sanftem Brummen zwängen sich die Bienen unterwärts in die Schneeglöckchen (ein flugakrobatisches Kunststück in der Rückenlage, das hin und wieder zum Absturz führt) oder donnern im Sturzflug kopfüber in die Krokusse. Leicht belämmert sehe ich ihnen nach, wie sie schwer beladen davondüsen, denn irgendwo streicht sich wohl einer lachend meinen Honig aufs Brot...

Allenthalben regt sich Leben: Schon rammt mich die erste Fliege, sonnt sich ein Erdspinnchen auf einem Blatt, und ein alter Schmetterling kommt auch noch um die Ecke geschnauft – ein letztjähriger Greis, der seine Generation überlebt hat. Kurz: Die Natur scheint finster entschlossen, das neue Jahr zu beginnen. Mit Pauken und Trompeten. Denn lau und mild ist daran gar nichts. Eher herrscht nackte Gewalt. Und eigentlich müsste man vor Entsetzen die Hände vor die Augen schlagen.

Crash! Schon bricht wieder irgendein Keimling durch seine harte Schale. Was ist es denn? Hurra, eine Tomate! Sie ist allerdings bevorzugt und sitzt im Treibhaus. Aber so geht das nun pausenlos. Schon bohrt sich wieder ein Krokus messerscharf durch ein Pfund dürre Blätter, und auch der Schneeglock, der an Grössenwahn leidet und daher seines Diminutivs verlustig ging, hebt wieder sein gewaltiges Haupt unter dem Schnee hervor. Die Ameisen, stelle ich fest, haben letztes Jahr gute Arbeit geleistet. Überall spriesst, was sie sorgfältig verteilt haben. Erfreulich.

Die Bäume sehen aus, als würden sie gleich platzen. Wenn man sich vorstellt, welche Kraft ihre Blüten und Blätter haben müssen, um durch die harten Rinden zu brechen, kommt man sich gleich doppelt als schlaffer Schlappi vor.

Aber auch die Menschen spüren den Frühling. «Die ganze Welt spinnt!» meint eine kleine alte Frau an der Tramhaltestelle. «Sie natürlich nicht!» setzt sie schnell hinzu, während ich erschreckt zusammenzucke. Schliesslich will ich nicht die einzige Normale unter lauten Verrückten sein! «Da wollte ich doch einen Kaffee trinken gehen», erzählt die alte Frau. «Und auf dem einzigen Stuhl, der noch frei war, lag ein Hut. Ich bat den Mann, den Hut wegzunehmen, aber der sagte bloss: ‹Der Hut bleibt da!› Und dann», ruft sie freudig erregt, «hab' ich ihm einfach eine runtergehauen! Dabei hab' ich noch nie in meinem Leben jemandem eine runtergehauen!» «Das hat sicher gut getan», sage ich teilnehmend. «O ja! Das hat gut getan!» erklärt sie mit blitzenden Augen und eilt beschwingt von dannen.

Kein Zweifel: Es ist Frühling.

Alternativen:
Zurück zur Natur

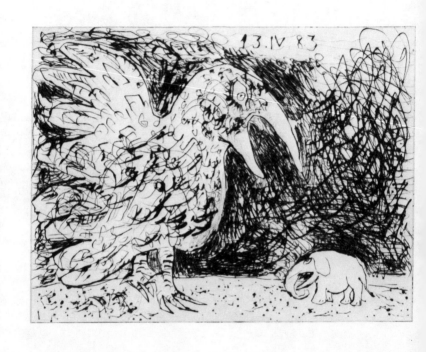

Vom Osterei zum Osterbaum

Eigentlich wäre Ostern ein Frühlingsfest, ein Fest der Natur, das möglichst natürlich zu feiern wäre. Bloss: Wie macht man das heutzutage? Der Osterspaziergang hat sich längst in den Osterstau verwandelt oder in den Ostermarsch, dem die katholische Kirche in Deutschland allerdings gar nicht grün ist. Es gehe beim Osterfest nämlich um den Glauben und nicht um Demonstration. Als ob Glauben nicht immer auch eine Demonstration wäre, und als ob's keinen Glauben brauchte, wenn man für den Frieden demonstriert...

Aber ob Kirche, ob Autobahn, ob Demonstration – die Natur kommt nie zum Zug. Dabei sitzt sie doch überall in den Startlöchern: Ostern ist ihr Neujahr. Und ausgerechnet jetzt muss ich aufpassen, nicht überall nur Unnatur zu begegnen. Viele Ostereier werden längst von Batteriehasen gelegt, und auch das Osterlamm ist mir mittlerweile leicht suspekt. Wer weiss denn noch, wer hier wem ein Opfer bringt?

Nur eins steht schon fest: Der Rosenstock bekommt wie jedes Jahr eine Flasche dunkles Bier. Hexenbräu, versteht sich. Der Süffel mag das und blüht dann lieber...

Aber ich? Ich mach mich auf die Suche nach der verlorenen Zeit und grab mythenhungrig alte Rituale aus. Vielleicht lässt sich etwas davon frisch aufpolieren. Aber ach! Leicht wird's einem da gar nicht gemacht! Die hübschesten Sachen finden schon vor Sonnenaufgang statt. Zum Beispiel muss man schweigend und in Flussrichtung Wasser aus einem Strom schöpfen, das dann eine ungemein unheilabwehrende Kraft haben soll. Man könnte seinen Arbeitsplatz damit besprühen oder eine drohende Grippe bannen. Aber der letzte Bach in der Nähe, an dessen Rand noch wilde Iris wuchsen, fiel längst einer Betonstrasse zum Opfer, auf der der Leichenwagen die Toten zum Friedhof fährt.

Für was anderes fehlt mir wiederum das Personal: In den Klöstern der Normandie wurde im 11. Jahrhundert an Ostern immer Fussball gespielt. Und wo hol' ich all die Mönche her? Dafür weiss ich jetzt wenigstens, warum eine Fussballmannschaft aus elf Spielern besteht. Sie symbolisieren die elf brav gebliebenen Jünger, während der Ball die Seele des Judas darstellt, die tüchtig mit Füssen getreten werden muss...

Viel zu ungemütlich ist mir auch die Variante aus dem Riesengebirge: Dort erschienen am frühen Morgen des Ostertages die Burschen in den Schlafzimmern der Mädchen, peitschten sie mit Ruten und besprtizten sie mit Wasser.

Für einen Flurumritt fehlt mir das Pferd und für den poetischen Brauch, Rosen in einen Acker zu stecken, die entsprechende landwirtschaftliche Unterlage, und die Osterinsel ist mir zu weit weg: Dort sollen die Missionare jeweils zu einer Vogelinsel gefahren sein, und der erste, der mit einem Ei zurückkehrte, war Sieger und galt für die nächsten Monate als heiliger Vogelmensch. Das wär's natürlich!

Obwohl: Das mit den Eiern ist ja auch so eine zwielichtige Sache. Ursprünglich hatte man sie an Ostern als Zins abzuliefern, und wenn erst der Hauseigentümerverband davon Wind bekommt, werden wir Mieter ein einziges Volk von Osterhasen. Batteriehühner sind wir ja in dieser Beziehung bereits.

Wahrscheinlich werd' ich's halt doch bei den Osterküchlein bewenden lassen. Immerhin kann ich noch darauf hinweisen, wo ich all die historischen Ostereier gefunden habe: In dem Buch «Tierkreis und Jahreslauf», das im Sphinx Verlag Basel erschienen ist, hat Iso Karrer unzählige Mythen und Volksbräuche zusammengetragen. Ein anderes Ei hat der Berner Pfarrer und Schrifsteller Kurt Marti gelegt. In seinem «Tagebuch mit Bäumen» (Luchterhand Verlag) sinniert er sinnig:

«Osterbaum gibt es keinen. Man müsste erst noch einen ernennen. Oder sind vielleicht alle Bäume Osterbäume?»

Tja. Wer weiss. Ich hätte ja nach meinen rudimentären Bibelkenntnissen auf die Palme getippt. Allerdings gedeihen Palmen in unseren kalten Breitengraden nicht.

Also ist es damit auch wieder nichts.

Desinfizierte Gedanken

Der Markt schöpft aus dem vollen. Hochglanzprodukte der Landwirtschaft, perfekt gestylt und makellos sauber, harren des Kochtopfs. Edelgemüse wie aus dem Bilderbuch. Vom Besten das Allerbeste.

Inmitten der Pracht ein Stand, der abfällt. Weniger bunt, weniger vollmundig, alles ein bisschen kleiner geraten, aber bedrängt von Leuten, die gerade hier und nirgendwo sonst ihr Gemüse kaufen wollen: Bio-Produkte heisst das Zauberwort, das Käufer anzieht wie die Fliegen.

Ein älteres Ehepaar beobachtet aus gebührender Entfernung das Treiben, wirft misstrauische Blicke auf Lattich, Zwiebeln, Salat und Kartoffeln. «Glaubst du im Ernst, die spritzen nicht?» Böser Unterton. «Die gehen doch nachts aufs Feld und helfen nach!» Und meinen damit: Wir lassen uns keinen Bären aufbinden. «Ohne Chemie wächst doch überhaupt nichts mehr! Es wäre gar nicht mehr möglich, etwas anzubauen.» Wir, sagen ihre Mienen, lassen uns jedenfalls nicht reinlegen. Wir zahlen diesen Schlawinern nicht noch drauf. Wir sehen durch. Wir sind Realisten. Wir wissen genau, dass es nur so geht, wie es bisher gegangen ist. Alles andere ist Humbug, Lüge, Betrug.

Vielleicht ist diese Einstellung gar nicht so schlecht: Skepsis ist bekanntlich gesund, und man soll nicht alles glauben, was einem erzählt wird. Ausserdem ist es tatsächlich unmöglich, völlig chemiefrei zu produzieren. Allerdings nicht, weil es den Einsatz irgendwelcher spezifischer Produkte unbedingt braucht, sondern weil das Gift in Luft und Boden längst allgegenwärtig ist.

Aber: Merkwürdigerweise habe ich ähnlich kritische Bemerkungen noch nie vor einem der anderen Marktstände vernommen. Nie hörte ich ein Rotkäppchen all diese Wölfe fragen: Grossmutter, warum hast du so grosse Erdbeeren? Grossmutter, warum schmecken deine Gurken nach nichts? Grossmutter, ist der Apfel vergiftet, den du mir gibst? Grossmutter, was tust du auf dem Feld – am hellichten Tag?

Kein Misstrauen wird formuliert, kein Zweifel sichtbar in den Blicken, die wohlgefällig auf dem überschönen Angebot ruhen. Fraglos ist das alles seinen hohen Preis wert. Niemand fühlt sich belogen, betrogen, hintergangen.

Aber: Allergien – auch Lebensmittelallergien – sind im Zunehmen begriffen. Jeder zweite Bürger leidet darunter, lese ich in einer Verlagsankündigung zu diesem Thema.

Aber: Etwa die Hälfte aller Schädlingsbekämpfungsmittel enthält auch Erdöldestillate, die das natürliche Immunsystem des Körper zerstören können, lese ich bei Fritjof Capra.

Vielleicht stimmen die Zahlen ja gar nicht, sind erlogen, erfunden, masslos aufgebauscht. Wir müssten ja sonst längst tot sein. Und wir leben doch noch.

Aber: Wieso kommt mir beim Stichwort «Immunsystem» die neue Viruskrankheit AIDS in den Sinn? Sie beruht zwar tatsächlich auf einer Schwächung des Immunsystems, aber in solchen Analogien denkt doch keiner. Da ist es doch viel wahrscheinlicher, dass Gott persönlich zu den Viren griff, um damit die sündigen Homosexuellen heimzusuchen. Und trifft's versehentlich einen andern, zum Beispiel ein kleines Kind, hat sich halt der Virus verguckt...

Eine Verbindung zu den Schädlingsbekämpfungsmitteln herzustellen ist natürlich absolut unwissenschaftlich. Erst müssen die Statistiker ein paar Jahrzehnte Zahlen sammeln. Dann wird man sehen. Wie beim Wald.

Inzwischen erkranken die Bäume, erkranken die Menschen. Und ich weiss nicht mehr, wem denn nun meine Skepsis gelten soll: dem hinterlistigen Bio-Bauern, der mir vielleicht heimlich eine resistente Laus in den Kopfsalat steckt, damit ich glauben soll, dass er tatsächlich giftfrei gärtnert, oder meinem noch intakten Immunsystem, das anstandslos alles akzeptiert, ohne auch nur einmal aufzustossen.

Viele, so scheint es, haben sich für ersteres entschieden. Ihr Denken ist längst desinfiziert: Sie wissen, welchen Schädlingen unser Kampf zu gelten hat und gegen welche dieser Kampf offenbar illusorisch ist...

Blutspenden für Dracula

Zurück zur Natur ist das Gebot der Stunde, und ich geb' mir alle Mühe, trink' gegen die Übel dieser Welt bloss noch Kräutertee, evakuiere auch winziges Getier sorgsam ins Grüne, statt es wie früher einfach totzuquetschen, und kann – auf gewisse respektvolle Distanz – sogar Spinnen ins spinnige Auge blicken, ohne dass mich das nackte Grausen erfasst und ich hysterisch kreischend die Flucht ergreife.

Aber dann – mitten in der Stadt! – befällt mich doch wieder abrupt zivilisatorisch-degenerierter Schauder. Gänsehaut kriecht mir den Rücken hinauf ob soviel reiner Natur, die mir da im Schaufenster einer Apotheke zum Kauf angeboten wird: Blutegel – das Stück zu fünf Franken. Eine Gebrauchsanweisung für den näheren Umgang mit dem edlen Tierchen wird mitgeliefert. Ich besorge mir selbige, doch vorläufig ohne die lebende Beilage, und studiere die Informationen über das mir völlig unbekannte Wesen.

Das heisst: Für mich haben die kleinen Blutsaugerchen irgendwie was Literarisches. Assoziationen zu Freund Dracula werden wach und an jene unsäglichen Szenen in Romanen und Geschichten des vorigen Jahrhunderts, in denen sie unweigerlich zartbesaiteten Damen angesetzt zu werden pflegten. Zart mögen jene Damen ja vielleicht gewesen sein, aber sie müssen stählerne Nerven gehabt haben, um den Anblick dieser Ungeheuer auszuhalten.

Zehn Augen hat das kleine Monster und neunzig feine bewegliche Zähne. Den Rücken ziert ein grüner Mittelstreifen, beidseits davon trägt es eine rote oder braune Längsbinde. Der

Bauch ist grünlichgelb: Eine farbenfrohe Type, 20 mm lang mit 95 Ringeln. Jöh! Schon streift mich ein zarter Anflug von Sympathie, aber die Gänsehaut bleibt und straft meinen guten Willen Lügen.

Dabei tut Umdenken not. Egel sind keine Ekel. Im Gegenteil. Wie alle im medizinischen Bereich Tätigen legen sie besonderen Wert auf Hygiene. Aufbewahrt werden sie in reinem Wasser, das zweimal wöchentlich erneuert werden muss. Peinliche Sauberkeit ist notwendig, denn die Egel sind in dieser Beziehung sehr empfindlich. Gefüttert werden sie alle halbe Jahre mal, denn sie brauchen zum Verdauen glatt fünf bis achtzehn Monate. Ja, und damit sind wir beim wirklich hochnotpeinlichen Teil der Angelegenheit angelangt. Denn die Beziehung zwischen Mensch und Egel ist bekanntlich hautnah. Damit das liebe Tierchen aber auch anbeisst, muss die betreffende Stelle erst säuberlich gereinigt (sonst ekelt's den Egel!) und appetitlich mit Puderzucker bestäubt werden. Dann werden die kleinen Schleckmäuler in einen ausgehöhlten halben Apfel gepackt und damit – zack – auf die verzuckerte Stelle gestülpt. Wenn Sie dann neunzig feine bewegliche Zähnchen spüren, hat die Sache geklappt. Diese Art des Blutspendens ist gut bei Krampfadern, Stockungen und Entzündungen aller Art, aber über die möglichen Arten schweig' ich mich lieber aus, damit mir nicht schon wieder eine Gänsehaut den Rücken raufkriecht.

Mich beschäftigt eine ganz andere Frage: Wohin mit dem Egel, wenn er sich – so nach ungefähr einer Stunde zufriedenen Saugens – sattgesoffen hat? In die Apotheke zurückbringen kann man ihn nicht. Auch darf man ihn nicht an andere Bedürftige ausleihen, weil sonst Krankheiten übertragen werden könnten. Ausserdem muss man unter Umständen fast anderthalb Jahre warten, bis er wieder bei Appetit ist.

Was also tun? Hält man sich den Egel als Haustier? Oder setzt man ihn in einem Weiher aus? Und welcher Weiher ist heutzutage für dieses hypochondrische Wesen noch sauber genug? Das Recycling-Problem in Sachen Egel ist eindeutig ungelöst.

Aber der Apfel hat mich auf eine patriotische Idee gebracht. Könnte man nicht am 1. August allen Festrednern, die den Mund so voll nehmen, einfach einen Egel ansetzen? Egel als Mittel gegen vaterländischen Bluthochdruck, gegen pathetische Schwellungen und Entzündungen im Kopf? Vorausgesetzt, der Egel beisst auch auf zu süsse Töne an, wäre er ein ausgezeichnetes Naturheilmittel gegen chauvinistische Krampfadern. Für fünf Franken ist er dabei.

Kalte Güsse für Katzen

Manchmal hatte ich den Tierarzt ja schon im Verdacht, dass er es sich eigentlich leichtmacht. Wird eines meiner Büsis krank, krieg' ich einfach ein Tütchen Antibiotika in die Hand gedrückt und kann dann selber sehen, wie ich die Dinger in meine Katze hineinbekomme.

Was sich dann bei mir zu Hause abspielt, ist ein Drama: Ich werfe mich hinterrücks auf das arme Tier, versuche mit beiden Händen seine unzähligen Beine zu fassen, ihm gleichzeitig das Maul aufzureissen und die Pille an den spitzen Zähnen vorbei möglichst gezielt unmittelbar in den Magen zu schiessen. Gelungen ist es mir höchst selten. Meistens blutete ich aus mehreren tiefen Wunden, während das Büsi die Pille im hohen Bogen in eine Ecke spuckte und triumphierend davonschritt.

Darum fasste mich namenloses Entzücken, als ich ein Buch über Naturheilkunde* für Katzen entdeckte. Schluss mit Antibiotika, dachte ich beglückt.

Ich weiss auch nicht genau, was ich mir dabei eigentlich vorgestellt hatte. Vermutlich ein kurzes Handauflegen, das Murmeln von Zauberformeln und andere leicht zu praktizierende Sachen. Ach, nichts davon! Bei der Lektüre des nützlichen Ratgebers packte mich das nackte Grauen. Denn die natürlichen Methoden sind für den Behandelnden wahrhaft teuflisch. Nicht nur zweimal täglich wie bei den Antibiotika

---

* Gaby Karmann/Detlef Ost: Naturheilkunde für Katzen. Econ Taschenbuch Verlag

galt es hier die Pillen einzuwerfen – sondern stündlich, in einem Fall sogar viertelstündlich! Dass es sich dabei um homöopathische handelt, mit denen man scheint's nichts Schlimmes anrichten kann, war auch kein Trost.

Dazu kamen noch weitere Therapiemassnahmen, die mir die Haare zu Berge stehen liessen: Zum Beispiel kalte und warme Güsse, Bäder in «Echtem Tyroler Steinöl», Abreibungen und Wickel! Spätestens hier kam mir der Verdacht, dass die Autoren noch nie einer leibhaftigen Katze begegnet sind. Denn mit Wickeln ist man bei Katzen nun wirklich falsch gewickelt. Man muss nur einmal gesehen haben, mit welcher Windeseile sie sich eines Verbandes entledigen, um sich völlig im klaren zu sein, dass «das Anlegen eines feuchten Tuches um die Brust» reiner Selbstmord ist.

Aber nicht genug damit! Bei manchen Krankheiten wird die Katze auch auf Diät gesetzt. Das heisst, sie soll zum Beispiel Leinsamenschleim futtern oder Waldgoldrute in Quark oder geriebene Äpfel und Karotten. Haben Sie schon mal eine Katze ein Rüebli knabbern sehen? Ich auch nicht. Mit anderen Worten: Der pflichtbewusste Katzenhalter muss nun nicht nur Pillen eingeben, Wickel anlegen, die Mund-zu-Nase-Beatmung erlernen und mit der Giesskanne hinter seinem Vierbeiner herwetzen, sondern auch noch einen Kurs in Zwangsernährung wilder Tiere belegen.

Etwas war mir ja gleich verdächtig: Das Buch ist nämlich sehr hübsch illustriert – aber nicht etwa mit Fotos, die die grausame Wirklichkeit dokumentieren würden, sondern mit Zeichnungen, auf denen die Katzen sich anmutig lächelnd alles gefallen lassen. Locker stehen sie da, das Gesicht freundlich dem Betrachter zugewendet, den Schwanz hoch erhoben, während ihnen gerade eine Hand leichthin den Fiebermesser hinten reinsteckt. Sehr nett auch das Bild von der Katze im Dampfbad: Brav sitzt sie in ihrem feuchtwarmen Katzenhäuschen und lässt das «japanische Heilpflanzenöl» auf sich einwirken. Wieder eine andere Katze trägt ihren Wickel mit einer derart stolzen Eleganz, als wollte sie ihn nie mehr missen...

Nun sind die beiden Autoren ausgebildete Fachleute, und es gibt sogar eine «Deutsche Gesellschaft für Tierheilpraktiker» – ein «Uraltberuf» habe eine Wiedergeburt erfahren, heisst es im Vorwort –, also muss die Sache ja wohl funktionieren. Aber ich kenn' das: Vor einen Tierarzt hingezerrt, geben Katzen prompt jeden Widerstand auf. Wir Halter aber sind anders dran.

Das nächste Mal fahr' ich mit meiner Katze ins Appenzell. Mal sehn: Vielleicht passiert ein Wunder.

Ohne Hummeln keine Jungfern?

Die Ökologie, laut Lexikon «die Lehre von den Beziehungen der Lebewesen zu ihrer Umwelt», ist etwas ganz Zartes. So zart, dass man bei näherem Hinsehen zur Salzsäule erstarrt, weil man erkennt, dass jede Bewegung einem tobenden Elefanten im Porzellanladen gleichkommt. Am liebsten würde man keinen Finger mehr rühren – aus Angst vor einer sich selbst beschleunigenden Kettenreaktion, an deren Ende die Sterne vom Himmel fielen.

Übertrieben? Ich bin mir nicht mehr so sicher. Es gibt da nämlich eine hübsche Geschichte vom alten Darwin, und wenn man diese Geschichte mit dem Machschen Prinzip aus der modernen Physik verknüpft, beginnt der Kosmos zu tanzen. Aber das tut er ja bekanntlich sowieso.

Darwins Story geht so: Er stellte fest, dass englische Hummeln eine bestimmte rote Kleeblüte bevorzugen, weil die Bienen an den Nektar dieser Pflanze nicht herankommen. Wenn nun, folgerte der kluge Darwin messerscharf, die Hummel ausstirbt, würde auch diese Kleeart verschwinden. Logo? Logo.

Damit die Hummeln nicht aussterben, dürfen die Waldmäuse nicht überhandnehmen. Denn die Waldmäuse zerstören die Nester und Honigweiden der Hummeln. Damit nun die Waldmäuse nicht überhandnehmen, braucht es Katzen. Daher finden sich Hummelnester häufig in der Nähe menschlicher Behausungen, was wiederum von den Katzen abhängt, die in diesen Behausungen hausen und die Waldmäuse fressen. Also hängt das Gedeihen des Klees rückbezüglich von den Katzen ab.

Der Klee aber dient den Kühen als Weide. Und dank diesen Rindviechern wurde England eine Seemacht, weil sich das Fleisch nämlich einpökeln und als Vorrat mitnehmen liess. Dank diesen grossen Vorräten waren die Männer natürlich dauernd auf See, führten dort emsig ihre Kriege und reduzierten auf diese Weise den eigenen Bestand. Dadurch gab es in England viele alte Jungfern, die sich statt Männer Katzen hielten, die ihrerseits emsig die Waldmäuse frassen, was den Hummeln zugute kam und den Klee gedeihen liess, mit dem erst die Rindviecher gefüttert wurden, worauf man selbige den seefahrenden Männern servierte. Wem aber schiebt man nun die Schuld an diesen Kriegen in die Schuhe? Dem Klee? Oder den Katzen? Hätte vegetarische Kost den Frieden erhalten? Und gäb's ohne Hummeln keine Jungfern?

Die Fragen reissen Abgründe auf. Nie mehr werde ich einer Hummel unbefangen ins Gesicht schauen können. Denn wer weiss, was sie uns als nächstes einbrockt.

«Du kannst keine Blume berühren, ohne einen Stern zu stören», wusste schon der mystische Dichter Francis Thompson. Natürlich nahm ihn keiner ernst. Nur Herr Mach hätte ihm vielleicht zugestimmt. Der fand nämlich heraus, dass die Trägheitskräfte auf der Erde durch die Gesamtmasse des uns umgebenden Universums bestimmt werden. Und umgekehrt: Die Vorgänge auf unserer Erde wirken auf die gesamte Masse des Universums ein.

Arthur Koestler, der komplizierte wissenschaftliche Theorien brillant vereinfachen konnte, veranschaulicht das folgendermassen: «Die Trägheit ist das greifbarste und irdischste Phänomen unseres täglichen Lebens: Jedesmal, wenn man ein Möbelstück verrücken will, muss man sie überwinden. Und trotzdem wurde nun entdeckt, dass der Widerstand des Möbels allein auf den Umstand zurückzuführen ist, dass es von der rotierenden Masse des Universums umgeben ist.» Und wenn wir das Möbelstück verrücken, wird sozusagen auch im Universum etwas verrückt. Aber in meinem Hirn halt auch! Bertrand Russell muss es ganz ähnlich ergangen sein: «Formal ist das einwandfrei», kommentierte er das Machsche Prinzip, «aber der Einfluss, der den Fixsternen beigemessen wird, riecht nach Astrologie und ist wissenschaftlich unglaubwürdig.» Merke: Das Richtige darf nicht riechen.

Damit wären wir bei der Astrologie. Aber bevor ich die jetzt bis auf die Hummeln zurückführe, höre ich lieber auf.

Vivisektion am Menschen

Ich möcht' ja wirklich mal wissen, was die Typen mit uns vorhaben und worauf sie hinauswollen. Seit nunmehr Jahrtausenden machen sie ihre Reihenversuche an lebenden Objekten. Und eins davon bin ich.

Jedes Jahr läuft dasselbe ab. Erst kratzen sie mich im Hals, schaben mir meine Luftröhre wund und weh, bis ich nichts mehr schlucken kann. Dann verstopfen sie mir erbarmungslos die Nase, bis ich fast ersticke, und anschliessend sezieren sie noch meine Bronchien. Ich schniefe und röchle und ringe nach Luft. Tagelang. Ohne eine Ahnung, was das Ganze eigentlich soll.

Offenbar haben die Viren ihr Forschungsziel noch nicht erreicht. Denn ihr Verschleiss an Material ist ungeheuer. Eiskalt benutzen sie Millionen von Menschen für ihre grausamen Experimente. Und jede Gegenwehr ist sinnlos. Denn wenn man ihnen mit der chemischen Keule kommt, vertagen sie das Unternehmen bloss auf später. Und eh' man sich's versieht, liegt man wieder da, streckt alle viere von sich und ringt nach Luft.

Doch im Unterschied zu den Versuchstieren in unseren Laboratorien weiss ich natürlich, dass die Sache vorübergeht und nicht tödlich endet. Als ich daher schmerzhaft spürte, dass sich wieder ein wissenschaftliches Virenteam bei mir eingenistet hatte, kapitulierte ich sofort und begab mich mit einem Stapel von Büchern unter dem Arm auf die Folterstätte beziehungsweise ins Bett. Die Titel der Werke, die mich moralisch wieder aufrichten sollten, waren ungemein sinnig: Das oberste hiess «Du musst nur Deinen Kopf abgeben» (O ja! Noch so gern! Weg damit!), das unterste war «Das dritte Ohr» von Joachim-Ernst Berendt. Irgendwo dazwischen befanden sich noch «Die Okkupation des Willens» und «Naturheilkraft Phantasie», aber letztere war mir zu diesem Zeitpunkt bereits flötengegangen. Die Viren hatten meinen Willen längst okkupiert, schürten das Feuer, schliffen die Messer und kicherten leise, was allerdings nur mit dem dritten Ohr zu hören ist. Doch dank heftigen Fieberschauern hatte sich mir selbiges wundersam geöffnet.

Denn Grippe kann durchaus eine milde Form der Bewusstseinserweiterung bewirken. Bewusst wird einem nämlich einiges: Wie wenig es braucht, um sich hundeelend zu fühlen, und was dann wohl diejenigen fühlen mögen, denen es wirklich hundeelend geht. Und wie elend es den Hunden geht, an denen nicht Viren, sondern Menschen ihre Experimente unternehmen. Und welch arme Hunde diejenigen Menschen sind, an denen Experimente durchgeführt werden, die man sonst mit Hunden macht.

Denn eines der Bücher in meinem Stapel hat das Fieber noch erhöht: Günter Wallraffs Erlebnisse als Türke in der Bundesrepublik*. In einem Kapitel schildert er seine Erfahrungen als menschliches Versuchskaninchen der chemischen Industrie. Da werden an Ali alias Günter Wallraff Medikamente getestet: «Ein Medikamentenversuch mit längst bekannten Kombinationspräparaten, die eigentlich aus dem Handel gezogen werden sollten. Niemand erklärt, warum sie dann überhaupt noch getestet werden müssen.» Die Präparate enthielten nämlich einen Stoff, der als suchtgefährdend galt. Hunderte von Arzneimitteln, denen Inhaltsstoffe derselben chemischen Gruppe beigemengt worden waren, wurden deshalb in den letzten Jahren in der Bundesrepublik verboten.

Dabei hatte der Versuch durchaus Folgen. Wallraff: «Am nächsten Tag geht es mir miserabel. Ein an sich unsinniger

---

* Günter Wallraff: Ganz unten. Kiepenheuer & Witsch

Versuch, weil die Nebenwirkungen alle bekannt sind. Wir erleben sie gerade: schwerste Benommenheit, starke Kopfschmerzen, totales Wegtreten und schwere Wahrnehmungstrübungen, dazu ein ständiges Wegschlafen. Auch das Zahnfleisch blutet stark. Siebenmal Blut abgezapft bekommen und sich ständig zur Verfügung halten. Auch die andern haben starke Beschwerden.»

Es ist schon ein ganz besonderes Virus, das da am Werk ist. Ein Virus, dem die «Naturheilkraft Phantasie» völlig abgeht. Einst testeten die Forscher ihre Medikamente noch am eigenen Leib. Vermutlich haben sie auf sinnlose Wiederholungen gern verzichtet.

Der Wurm als Statussymbol

Was einst der hauseigene Swimmingpool war, ist heute der Komposthaufen: ein Prestigeobjekt ersten Ranges. Jetzt träumen sogar schon Leute davon, die gar keinen Garten haben. Es geht ihnen um den Haufen selbst und seine wundersame Fähigkeit des biodynamischen Recyclings. Ob ich mich an einem solchen herrlichen Gemeinschaftswerk beteiligen wolle, fragte mich daher eine Nachbarin, die im obersten Stockwerk eines Hochhauses wohnt. Auch andere Mieter hätten schon ihr Interesse bekundet, und der Quartierverein wolle einen Fachmann beiziehen, der uns in die Geheimnisse der alchemistischen Abfallverwertung einweihen würde. Stolz lächelnd teilte ich ihr mit, dass ich bereits über ein anmutiges Häufchen verfüge. Sie riss vor Staunen die Augen auf. Wär' ich in einem Rolls-Royce vorgefahren, hätte ihre Bewunderung nicht grösser sein können.

Ob ich – aber eigentlich meinte sie den Haufen – denn auch Würmer hätte? Blasiert nickte ich nur und führte sie sodann an die Stätte des wurmenden Wirkens. Ich habe nämlich meinen Kompost diskret am Waldrand angesiedelt, damit er nicht irgendeinem hypochondrischen Ordnungshüter in die Augen sticht. Ausserdem hatte ich da ja auch noch keine Ahnung, wie sehr sich die Zeiten bereits geändert haben...

Baff blickte die Nachbarin auf die kunstvolle Komposition von Gemüseabfällen, Steinmehl, Eierschalen, Kaffeesatz, Teeblättern und Erstaubsaugtem. Saisonbedingt nagte eine Schnecke gerade hingebungsvoll an der Schale einer Cavaillon-Spargel. Dank der natureigenen Kehrichtverbrennungsanlage, die in dem kleinen Schleimer eingebaut ist, hilft selbige Schnecke tatkräftig mit, mir vollwertige Gartenerde zu liefern.

Wie ein Zauberer, der ein Kaninchen aus dem Hut holt, hob ich mit leichter Hand ein Salatblatt – darunter ringelte sich ein fetter langer Regenwurm. «Voilà!» sagte ich mit ungebrochenem Besitzerstolz. Ob ich das kostbare Exemplar gekauft hätte, fragte mich die Nachbarin sachkundig. Schliesslich sind Regenwürmer heutzutage ein riesiges Versandgeschäft. Besonders für Komposthaufen auf städtischen Balkonen, wo Regenwürmer schlecht hinfinden...

Dieser Regenwurm, erklärte ich meiner Nachbarin, wurde einfach unwiderstehlich von der erstklassigen Qualität des ihm Gebotenen angezogen und fand sich im Verein mit unzähligen seiner Artgenossen von alleine ein. Ich wuchs in den Augen der Frau zu gigantischer Grösse, denn einen Haken hat das Kompostieren: Wenn man die vielen Anleitungen liest, hält man es für eine ungeheuer komplizierte Angelegenheit. Um die Wahrheit zu sagen: Ich halt' mich an gar keine Regel, weil ich viel zu bequem dazu bin. Und im Grunde wundere ich mich selbst am meisten, dass die Sache trotzdem gelingt.

Noch ist der grosse Gemeinschaftskompost im Quartier eine ferne Vision. Die Angst vor der komplexen Materie lässt die Mieter vorderhand noch zögern. Die Bereitschaft aber wäre vorhanden. Um so unverständlicher ist die Reaktion des Zürcher Stadtrates, der einen einjährigen Versuch des Gartenbauamtes, die Küchenabfälle in zwei Stadtvierteln getrennt einzusammeln und zu kompostieren, glatt ignorierte. Obwohl sich weit über die Hälfte der Haushaltungen an dem Unternehmen beteiligten, heisst es in der stadträtlichen Weisung, diese Sammelpraxis sei wirklichkeitsfremd und nicht durchführbar. Es ist paradox: Das Kompostieren konkurrenziert das Abfuhrwesen, das an einem grossen Volumen interessiert ist. Jedenfalls behauptet dies der Chef des Gartenbauamtes. Welch hübscher Sachzwang: Eines Tages werden wir vielleicht noch per Weisung zur intensiveren Abfallproduktion aufgefordert! Aber diese Episode zeigt auch noch etwas anderes: Immer wird den faulen Bürgern mangelnde Bereitschaft unterstellt, aktiv ihren Teil zum Umweltschutz beizutragen. In Tat und Wahrheit ist diese mangelnde Bereitschaft viel eher bei den faulen Politikern zu finden. Bleibt uns also nur übrig, unsere eigenen Entsorgungsanlagen zu bauen. Irgendwo diskret am Waldrand.

Todesfallen im Garten

Tauwetter ist für mich das schönste Wetter. Wenn die Schneehaufen gurgelnd absaufen und – crash! – die Krokusse im Gras explodieren, würde ich den Tag am liebsten auf allen vieren verbringen – die winzige Wiese mit den Augen abweidend.

Bis heute hatte ich ja keine Ahnung, was mir draussen droht. In meiner grenzenlosen Naivität hielt ich den Garten für eine idyllische Nische in der grossen bösen Welt: ein grünes Einfallstor für Träume und Irreales. Ja, ich glaub', ich hätte mich nicht gross gewundert, wenn ich in einer schönen Vollmondnacht einen lebendigen Gartenzwerg im Vogelbad planschen gesehen hätte...

Vorbei. Die Schweizerische Beratungsstelle für Unfallverhütung hat mich jäh aus meinen Illusionen gerissen. In Wirklichkeit, so warnt sie mich eindringlich, lauert in meinem Garten überall der Tod. Allenthalben dräut wahrhaft Fürchterliches: Gift und Stromstösse, Stürze, Verbrennungen und Ertrinken. Der Rücken kann krachen, die Ohren können ertauben, die Zehen abfallen. Man wird geschürft, gestochen und erschlagen, eingeklemmt, benebelt oder gar in die Luft gesprengt. Kurz: Ich weiss wirklich nicht, ob ich mich noch trau', einen Fuss vor die Tür zu setzen. Aber wenn, dann nur in Sicherheitsschuhen mit Stahlkappen, mit Feuerschutzbrille, Staubmaske und Gehörschutz, wie mir das die Beratungsstelle für Unfallverhütung in ihrem Merkblatt so warm empfiehlt. Vielleicht seile ich mich auch besser noch an, damit ich nicht elendiglich im Vogelbad ertrinke. Denn eigentlich müssten

«Wasserflächen» mindestens 60 Zentimeter über den Boden hinausragen und mit einer «Umwehrung» (schon das Wort signalisiert eindrücklich die enorme Gefahr!) von mindestens 90 Zentimeter Höhe eingefasst sein. Unter das Wasser gehört zudem ein rettendes Gitter und auf dasselbe ein Deckel. Nur so kann mit einiger Wahrscheinlichkeit ein früher Tod vermieden werden. Jedenfalls der Tod durch Ertrinken.

Ansonsten sind damit mitnichten alle Gefahren gebannt. Denn die bunten Blümchen, die ich so liebe, warten nur darauf, mich um die Ecke zu bringen. Nicht dass die kleinen botanischen Krokusse meinen stahlkappengeschützten Füssen ein Bein stellen könnten, aber nehmen Sie mal ein Büschel in den Mund, und Sie werden Ihr zartblaues Wunder erleben! Ich bin zwar noch nie auf die Idee gekommen, in derart intimen Kontakt zu Seidelbast, Tollkirschen, Herbstzeitlosen und andern Giftmischern zu treten, wie ich auch noch nie einen Tulpenkuchen gebacken habe, weil ich deren Knollen mit Gemüsezwiebeln verwechselt hätte, aber der Beratungsstelle für Unfallverhütung sind solche originellen Formen des Ablebens etwas sehr Vertrautes. Jährlich verunfallen in der Schweiz über 20 000 Hobbygärtner(innen), zum Glück nur 20 tödlich, aber rund hundert bleiben teilinvalid. Sie sind von Leitern gestürzt, haben sich mit Pflanzenschutzmitteln vergiftet oder mit Gartengeräten diverse Körperteile abgehackt. Der Möglichkeiten sind viele, lehrt mich das bunte Merkblatt und illustriert ebenso bunt, wie man sich in seinen gefährlichen Dschungel hineinwagen soll. Zehn Gärtner und ein Kind demonstrieren tollkühn den Umgang mit den tödlichen Bedrohungen. Auf engstem Raum wird da gesägt, gemäht, gespritzt, dass es ein Graus ist: Noch nie sprang mir derart das unnatürliche Verhältnis des Menschen zur Natur ins Auge (Au! Besser Schutzbrille tragen!): der Garten als gigantische Freizeitfabrik, in der unermüdlich gearbeitet wird. Vielleicht macht ihn das so gefährlich...?

Draussen taut's. Jetzt scheint sogar sekundenschnell die Sonne. Vorsichtig, ganz vorsichtig wage ich mich auf Zehenspitzen hinaus, guck' kurz in eine Krokusblüte – Orange auf Violett –, nicke freundlich einem Schneeglöckchen zu, ermuntere einen gelben Winterling bei seinen Bemühungen aufzublühen und gelobe feierlich, sie alle in Frieden zu lassen und so wenig wie möglich Hand anzulegen. Zu ihrer und meiner Sicherheit.

Ab in die Büchse

Der Mensch als Eingemachtes, eingeschweisst in eine Konservenbüchse, die allerdings eher einem gigantischen Konfitürenglas gleicht: Soweit musste es ja mal kommen!
Das Konfitürenglas steht in der Wüste von Arizona beziehungsweise soll dort zu stehen kommen, weil es erst erbaut werden muss. 30 Millionen Dollar hat ein armer Teufel in die hirnrissige Idee investiert, die Schöpfung in ein zwar scheinbar kostspieliges, aber nichtsdestotrotz furchtbar billiges Plagiat zu verwandeln: unsere Erde als unendlich verkleinertes Disneyland, das total unabhängig von unserer Biosphäre autonom funktoniert. Mit einem kleinen bisschen Regenwald, einem winzigen Häppchen Wüste, einem Pfützchen voll Meer – von allem nur gerade soviel, wie es acht Schneewittchen in einem Zwergenhäuschen brauchen, um existieren zu können.
«Biosphäre II» nennt sich das Projekt stolz, als ob es sich mit der – zur «Biosphäre I» abgewerteten – Erde messen könnte. Auf den Traum von der Erschaffung des Golems folgt nun die Erschaffung einer Welt für Golems. Denn Schneewittchens Konservenbüchse soll einst den Menschen das Überleben auf dem Mond oder dem Mars ermöglichen. Und um diese schauerliche Zukunft probeweise vorwegzunehmen, lassen sich 1990 acht Menschen für zwei Jahre lebendig einsargen.
Also hübscher als im Gefängnis ist es in dem fast zwei Fussballfelder grossen Treibhaus sicher. Abgrundtief hässlich aber ist die Idee, die dahintersteht: Ein paar Auserwählte emigrieren ins All und lassen buchstäblich die Erde hinter sich

im eigenen Dreck ersaufen. Steril und klinisch rein nabeln sie sich ab vom Rest der Welt – eine Unabhängigkeitserklärung, die im Grunde zutiefst blasphemisch ist.

Und schon stell' ich mir vor, wie das wäre, wenn eines hoffentlich nie kommenden Tages der Nachrichtensprecher sagen würde: «Wir bitten Sie alle, die Koffer zu packen und diese Welt ruhig und gefasst zu verlassen. Auf dem Mars werden Ihnen neue Unterkünfte zugewiesen.»

Was nimmt man wohl mit in diese künstlichen Welten? Dürfen meine Katzen ihre Flöhe behalten? Aber Tiere lassen sie ohnehin nur ins Glashaus, wenn sie zur Ernährung beitragen. Ich werde Babettli und Jakobli als Hühner tarnen und ein paar Schachteln Eier mitnehmen müssen, um beweisen zu können, dass sie täglich eines legen...

Nein, im Ernst: Die schrecklichste Vorstellung finde ich, dass die Realität von «Biosphäre I» – heisse sie nun Erde, Mars oder Mond – jenseits der gläsernen Wände immer sichtbar bleibt. Es gibt einen berühmten fiktiven Roman, in dem ein Mensch als einziger Überlebender vom Rest der Welt durch eine unsichtbare Wand abgetrennt ist. Aber da handelt es sich um die Geschichte einer ins Bild umgesetzten Depression. Was mag dann das echte «Büchsenbewusstsein» wohl für ein Lebensgefühl erzeugen? Doch daran verschwenden die Konstrukteure offenbar keine Gedanken...

Das ist das eine. Das andere ist, dass mein Leben völlig vom tadellosen Funktionieren der Technik abhängen würde – aber vielleicht hängt es das ja ohnehin schon. Irgendein falscher Knopfdruck, und – pfft! – kein Konfitürenglas hilft mir mehr über die Runden.

Auffallend und in meinen Augen furchtbar ärgerlich aber ist, mit wieviel Sorgfalt und Fleiss in der künstlichen Welt all jene Probleme gelöst werden, für die wir in dem uns geschenkten «Original» keinen Finger rühren. Fragen der Luftqualität zum Beispiel, der Abfallverwertung, der Sauberhaltung des Wassers... Als ob unser Leben erst erhaltenswert wäre, wenn es im Labor stattfindet.

Vielleicht tu' ich dem Projekt auch bitter unrecht. Möglicherweise lernen in Wirklichkeit die acht Schneewittchen in ihrem Glassarg sämtliche vergifteten Äpfel auszuspucken, die uns in «Biosphäre I» so schwer im Magen liegen.

Blaue Blume Hoffnung

Jeden Frühling säe ich in ein Balkonkistchen ein Tütchen Wildblumen-Samen, damit die helvetischen Vertriebenen bei mir einen Zufluchtsort finden: Kornblumen zum Beispiel, Wegwarte und Mohn. Das Schöne an dieser Mischung aber ist, dass man nie weiss, was kommt. Viel Unbekanntes ist darunter, das nicht mal der Blumensamenlieferant mehr identifizieren kann, dann wieder Irrläufer, die keineswegs wild vorkommen, sondern in einen ordentlichen Garten gehören. Kurz: Jeden Frühling erwachsen mir Überraschungen aus einer Wundertüte.

Einer der regelmässigen Gäste ist eine kleine blaue Blume, die ihre winzigen Blüten zu einer Art Dolde zusammensetzt. Lange Zeit gehörte sie zu den mir Unbekannten, Namenlosen. Ich merkte nur, dass die Bienen sie – im Gegensatz zu mir – gut zu kennen schienen. Sie stürzten sich in wahrer Wiedersehensfreude auf das blaue Blümchen – und Bienen schmeckt beileibe nicht alles!

Mit der Zeit stiess ich auch auf ihren Namen: Phacelia. Ich fand ihn auf einer Packung Samen, die zur Gründüngung empfohlen waren. Ich hatte mir ja gleich gedacht, dass die kleine Blaue ein besonders nützliches Pflänzchen ist!

Wer aber düngt schon «grün»? Doch nur die Grünen beziehungsweise biologischen Gärtner! Dachte ich. Aber da dachte ich falsch. Denn plötzlich begegnete ich meiner Freundin an einem Ort, wo ich nie vermutet hätte, dass ich sie antreffen würde: in einem bunten Prospekt über die «Integrierte Produktion im Gemüsebau» des Verbandes Schweizerischer Gemüseproduzenten. Da leuchtete mir blau und scharenweise die gute Phacelia entgegen: Ein ganzes Feld voll war abgebildet. Und darüber stand: «Die Gründüngung hat im Gemüsebau eine zunehmende Verbreitung gefunden. Sie lokkert den Boden durch tiefwurzelnde Pflanzenarten. Mit Humus angereicherte Böden sind stabil, gut gepuffert, krümelfest, leicht zu bearbeiten und ertragssicher.»

Bravo Phacelia! Das hast du wirklich gut gepuffert! So kann man mit dir sein blaues Wunder erleben!

Dabei ist es natürlich eher ein grünes Wunder: Nicht zu glauben, welch edle Vorsätze die schweizerischen Gemüseproduzenten haben! Man könnte fast meinen, sie würden den biologischen Landbau neu erfinden. Da werden Krankheiten, Schädlinge und Unkräuter «mittels biologischer Abwehrmechanismen» bekämpft, die Raubmilben auf die Spinnmilben und die Florfliegenlarven auf die Blattläuse angesetzt, wird der Produzent angeregt, «bei jeder einzelnen Tätigkeit die Auswirkungen auf die Umwelt zu überdenken und danach zu handeln», und betont, dass bei den Treibhäusern im Vor- wie im Nachwinter 80% der Energie von der Sonne stammt. Ob da nicht überhaupt der Sommer gemeint ist? Denn was ist der Sommer bei uns anderes als ein Vor- und Nachwinter?

Schliesslich aber stockt mir schier der Atem, als ich folgenden kühnen Satz lese: «In den Zielen besteht kein Unterschied zu den biologischen Landbaumethoden.» Wouh! Gleich dahinter steht allerdings: «Bezüglich der Anwendung von synthetisch hergestellten Hilfsstoffen bestehen oft Meinungsunterschiede.» Ja, das glaub' ich gern. Ein solcher Meinungsumschwung muss ja auch irgendwie seelisch verkraftet werden.

Aber ich will gar nicht spotten. Ich find's ganz einfach fein, dass offenbar wieder in einer Branche ein Umdenken stattgefunden hat. So wird die Phacelia zu einer Blume der Hoffnung für mich.

Trotzdem fürchte ich, die Gemüseproduzenten sind zu geduldig mit sich selber. «Aus verständlichen Gründen finden die neu erarbeiteten Ziele der naturnahen ‹Integrierten Produktion› vor allem unter den jungen Berufsleuten im Gemüsebau ein grosses Interesse», schreibt der Direktor des Verbandes Fredi Schwab. «Die Verwirklichung der ‹Integrierten Produktion› wird daher im Gemüsebau viele Jahre in Anspruch nehmen und sich erst nach und nach verbreiten.»

Die gute alte Erde, ihr lieben «älteren» Gemüseproduzenten, kann nicht warten, bis ihr ausgestorben seid! Bitte denkt vorher um!

Tiere:
Ehret Elfen und Igel

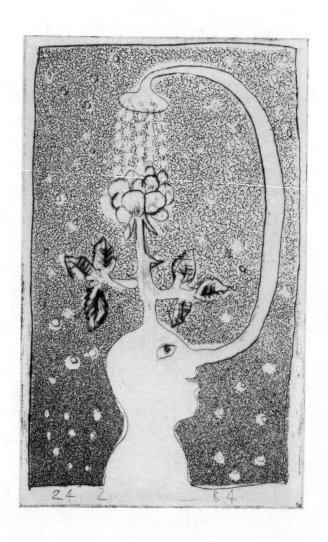

Verzauberte Natur

Naturfreunde erkennt man gewöhnlich am starren Blick, mit dem sie Feld, Wald und Wiesen nach Verwertbarem absuchen. Schwer beladen kehren sie von draussen heim: beglückte Städter, die einen neuen Selbstbedienungsladen entdeckt haben, in dem erst noch alles gratis ist. In ihren Bücherregalen stapeln sich die bunten Pflanzenführer. Sie wissen genau, was, wann und wie eingemacht und gedörrt, verkocht und zu Brei vermantscht werden kann.

Selbstversorgung ist eine Sucht. Und doch ist das emsige Sammeln – verbunden mit diesem irritierenden Funkeln in den Augen – nur ein Symptom des Anfangsstadiums einer Abhängigkeit von der grünen Droge: Man sieht völlig durch in Flora und Fauna und ist selig dabei.

Doch mit der Zeit genügen einem die Kenntnisse über Kräuterheilkunde und essbare Pilze nicht mehr. Man will noch mehr wissen. Und so steigt man auf die härtere Droge um. Die liefern Mythologie und Märchen.

«Hast du gewusst, dass es das ganze Jahr Glück bringt, wenn man am Johannistag ein Zweiglein Johanniskraut pflückt und in die Tasche steckt?» fragt mich eine Freundin. Klar hab' ich das nicht nur gewusst, sondern auch gemacht, und ich versuche sie noch zu übertrumpfen, indem ich ihr andächtig mitteile, dass der Holunder von allen Sträuchern die grösste «Elfendichte» aufweisen soll.

Denn die Liebe zur Natur weckt Geister, die man längst entschwunden glaubte. Ein buntes Volk phantastischer Märchenfiguren gewinnt wieder an Terrain. Allenthalben wächst das Interesse an Engeln, Feen, Zwergen und an dem, was da alles sonst noch so schemenhaft herumwuseln mag. Es ist ja auch viel netter, wenn man sich vorstellt, dass in den Bäumen Kobolde sitzen – auch wenn der Umgang mit ihnen keineswegs einfach ist.

Die meisten Naturgeister sind nämlich ausgesprochen launisch und vor allem furchtbar schnell beleidigt. Eine Unkenntnis ihrer besonderen Eigenheiten ist mindestens ebenso lebensgefährlich wie die Verwechslung gewisser Pilze, und ausserdem sind sie genauso zahlreich.

Wer in den Ferien einen Fuss in die Natur setzen will, tut daher gut daran, auch das «Handbuch zur Bestimmung der Wald-, Feld-, Wasser-, Haus-, Berg-, Hügel- und Luftgeister aller europäischen Länder»* einzupacken, um Unannehmlichkeiten zu vermeiden.

Mit Hilfe des ungewöhnlichen Führers kann man nicht nur unsichtbare Subjekte sicher identifizieren (Meerfrauen sind zum Beispiel an den über die Schultern getragenen, langen Brüsten erkennbar), sondern auch genau nachschlagen, was Moosweibchen mögen (Knödel), die Hämmerlinge mampfen (Krapfen) und die irischen Elfen trinken (natürlich Whisky).

Das Buch gibt auch Anweisungen, wie man sich aufdringlicher Nachtmahre entledigen kann. Gegen den toskanischen Linchetto, der es liebt, Touristen nachts auf dem Bauch zu hocken, empfiehlt es sich, als Abwehrmittel eine mit Hirse gefüllte Pfanne auf die Brust des Schläfers zu stellen. Beim Hinaufklettern wird der Linchetto die Pfanne «erfahrungsgemäss» (so das Handbuch) umwerfen, so dass die Hirse über den Fussboden verstreut wird. Da er Unordnung hasst, ist er den Rest der Nacht damit beschäftigt, Korn um Korn aufzulesen.

Bewährtestes Mittel ist übrigens nach wie vor das Vaterunser – allerdings rückwärts aufgesagt, und viele, fürchte ich, werden es nicht mal mehr vorwärts auswendig können.

* Nancy Arrowsmith: Die Welt der Naturgeister. Eichhorn Verlag Frankfurt a. M.

Damen sollten sich vielleicht auch lieber nicht darauf verlassen und besser Venedig von vornherein meiden. Dort nämlich haust der Barabao, der es liebt, Frauen in den Ausschnitt zu krabbeln und vergnügt zu quieken: «Ich schmuse am Busen! Ich schmuse am Busen!»

In diesem Sinne: Recht zauberhafte Ferien!

Osterhas mit Frostbeulen

Eigentlich sollte man Anzeige erstatten. Wegen Tierquälerei. Es ist unglaublich, was der alte Osterhas dieses Jahr mitmachen muss. Warenhäuser und Ladenketten hetzen ihn erbarmungslos durch den Schnee und fordern ihm trotz frostklirrender Kälte das Äusserste an Leistungsbereitschaft ab. Nonstop muss er seine kunterbunten Fruchtbarkeitssymbole produzieren – mal in Marzipan, dann wieder mit Nougat, hartgekocht oder flüssig gefüllt, ganze Wagenladungen voll. Wo's doch erst Frühling sein sollte, mit Schneeglöckchen und Krokussen, Tulpen und Narzissen, damit das liebe Hasentier seine farbenprächtigen Eier in ein passendes Dekor legen könnte statt in die Schneeberge, die sich schmutziggrau am Strassenrand häufen, oder in die ebenso schmutziggrauen Plastikgestelle der Geschäfte. Wahrscheinlich hat der arme Osterhas längst Frostbeulen an allen vier Pfoten und verflucht seinen Job, dessen Aufgaben im Pflichtenheft doch so ganz anders umschrieben waren...

Die Entfremdung von der Natur beginnt mit dem Ignorieren der Jahreszeiten. Als der Winter wirklich mal winterlich tat, alle Register zog und zeigte, welche Macht in ihm steckt, obwohl seine Mittel die sanftesten der Welt sind, da konnte man in den Strassen wahrhaft wundersame Reaktionen beobachten. Ein alter Mann stampfte an einer Tramhaltestelle lauthals krähend auf und ab, als ob er ein geheimnisvolles archaisches Ritual vollzöge, weil nicht kam, was nach Fahrplan hätte kommen sollen. Zwar wirbelte ihm die Ursache der Verspätung freundlich ins Gesicht, tanzte ihm auf der Nase herum und legte sich ihm schmelzend in die Augen. Aber er sah nichts. Er fluchte bloss und warf die Arme anmutig in die Luft. Gleich würde er noch eine Pirouette drehen. Ein paar Schneeflocken hatten genügt, seiner nüchternen Schweizerseele ungeahnte Emotionen zu entlocken. Würd's noch länger schneien, bräche wahrscheinlich die Tollwut aus. Erste Symptome zeigten sich bereits, als ein Schneeschaufler mit roten Backen zetermordio schrie, weil ein Lastwagenfahrer im frisch errichteten Schneehaufen steckenblieb und mit durchdrehenden Rädern das fleissige Werk zunichte machte. «Ich hau' dir die Schaufel über den Kopf, du Riesena...l...!» quiekte er schrill, während sein Opfer aussah, als würde er im nächsten Moment einem Schlaganfall erliegen. Der Osterhas und ich betrachteten die Szene still. Dann warfen wir uns einen vielsagenden Blick zu und eilten unauffällig weiter. Zu Fuss beziehungsweise zu Pfote.

Doch manchmal braucht es noch viel weniger, um einen Weltuntergang heraufzubeschwören. Kaum ist es den Menschen gelungen, der Natur ein Schnippchen zu schlagen, versagt in diesem durchperfektionierten Computersystem, in dem wir leben, ein anderes Rädchen: Anklagend und mit vor Empörung zitternder Stimme verwies eine Dame auf die soeben erstandenen Erdbeeren, die dermassen aufgeblasen aussahen, als seien sie inwendig mit Styropor gefüllt (was angesichts der modernen Landwirtschaftsmethoden gar nicht mehr so unwahrscheinlich ist), und beklagte sich bitterlich, weil zufällig gerade der Blätterteig ausgegangen war. Da hatten sich die Erdbeeren um die halbe Welt bemüht, um die hiesige Jahreszeit Lügen zu strafen, und nun fehlte einfach die Unterlage! Der Skandal war perfekt. Die werden Augen machen, dachte ich, als ich die roten Einwanderer betrachtete. Diese Erdbeeren haben sicher noch nie im Leben Schnee gesehen.

Dann sah ich im Hintergrund den Osterhasen, half ihm schnell, ein Gestell aufzufüllen, und lud ihn auf den Abend zu mir ein, um ihm die Frostbeulen zu behandeln. Er nahm dankend an und rannte leise seufzend weiter. Aber als ich noch ein bisschen Grünzeug für ihn kaufen wollte, erstarrte ich schockiert vor einem Plastiksack mit bunt Geschnippeltem: «Vier-Jahreszeiten-Salat» stand darauf. Und inwendig drängte sich eng zusammen, was in der Natur wohl nie zusammengetroffen wäre.

Nein, überlegte ich trotzig. Das mach' ich nicht mit. Der Osterhas bekommt einen Eiercognac. Den hat er sicher bitter nötig.

Göttliches Stacheltier

«Die Begegnungen, die wir auf dem Weg haben – nicht nur mit Menschen, sondern auch mit Dingen oder Tieren –, das sind die Götter», schrieb der verstorbene Kabbalist Friedrich Weinreb.

Zu meinem Unglück mag ich solche Weisheiten sehr: Es hat verheerende Auswirkungen. Denn wenn sich die Götter in Dingen oder Tieren inkarnieren (von Menschen ganz zu schweigen), nehmen sie oft Formen an, die – wie soll ich sagen? – einer längeren Begegnung gewisse Schwierigkeiten bereiten. Ausgerechnet in der Vorweihnachtszeit traf nun eine Nachbarin einen dieser Götter: Er stand mit nackten Füssen auf dem gefrorenen Boden, war ungeheuer ausgehungert und hätte wohl das Neujahr kaum überlebt, wär' nicht – wie das bei Göttern halt so üblich ist – ein Wunder geschehen. Der Hund der Nachbarin, eine ältere Göttin mit Namen Jenny, signalisierte bellend die Anwesenheit des hilfsbedürftigen Himmlischen.

Ich weiss: Eigentlich ist es völlig widernatürlich, denn die Natur, die sich gern von ihrer diabolischsten Seite zeigt, hätte mit dem kleinen Gott kurzen Prozess gemacht. Statt dessen wurde er in eine Kartonschachtel gepackt, und weil die Nachbarin nicht so recht wusste, wie er zu behandeln war, brachte sie ihn zu mir.

So wurde ich mit einem Igel gesegnet. Nach einem diskreten Blick unterwärts wurde er unverzüglich auf den Namen Rebekka getauft, auf der Küchenwaage gewogen, für zu leicht befunden und anschliessend einer chemischen Reinigung unterzogen. Vielleicht war das ja schon blasphemisch: Aber mit all den Völkerscharen von Flöhen und Zecken wollte ich nicht auch noch zusammen hausen.

Denn peinlicherweise sind moderne Mietwohnungen überhaupt nicht auf die Bedürfnisse von Igeln ausgerichtet. Da gibt es, was vordringlich wäre, keine selbstreinigenden Fussböden, Abflusskanäle, Miststöcke und Turngeräte zur Erhaltung der Fitness. Denn wer meint, man könne so einen Igel über den Winter einfach in einer Schachtel versorgen und unters Bett schieben, hat sich getäuscht.

Mit einem Igel läuft etwas – und zwar die ganze Nacht. Er ist ein Untermieter mit Anspruch auf Wohnraum. Am besten tritt man ihm einen Teil ab und zieht sich aus dem betreffenden Sektor völlig zurück. Bei mir ist es die Küche, denn die hat keinen Spannteppich. Abend für Abend wird sie mit Zeitungen ausgelegt, die am Morgen – gut zwei Drittel davon unbrauchbar – wieder zusammengeräumt werden müssen.

Endlich weiss ich, wozu Presseerzeugnisse gut sind – nämlich für die Presserzeugnisse der Igel. Und die sind gewaltig. Da braucht es wirklich Blätter von Weltformat, das – seufzend stelle ich es fest – schweizerischen Blättern absolut fehlt. Am Kiosk kaufe ich mir nur noch Überdimensionales. Und der Igel sch... darauf.

Produktionen dieser Art setzen natürlich auch grosse Investitionen voraus: Gehacktes, Büchsenfutter, Hamsterstangen (enthalten nämlich getrocknete Insekten), Hundeflocken, ungeschwefelte Rosinen, gekochte Eier, Haselnüsschen, Pinienkerne, Büffelhautknochen (zum Zähnewetzen) und als Krönung eine Messerspitze hochvitaminisierter Futterkalk, der allerdings nicht in so kleinen Mengen zu haben ist. So besitze ich jetzt ein Kilo Futterkalk auf vierhundert Gramm Igel.

Ein Ende ist nicht abzusehen: Erst wenn jede Frostgefahr gebannt ist, kann man den Igel wieder aussetzen. Und ob er es dann auch wirklich schafft, ist keineswegs sicher. Die Forschungsergebnisse sprechen eher dagegen. (Aber sie sprachen auch schon anders...)

Darum grüble ich manchmal – vor allem immer dann, wenn ich gern den Backofen benutzt hätte, den jetzt Rebekka zum Sichverstecken braucht – über Sinn und Zweck des ganzen Unternehmens nach. Aber schliesslich, denke ich dann immer, kann man doch nicht einfach einen Igel im Schnee stehenlassen. Das geht nun mal gegen meine Natur. Aber was bedeutet überhaupt «Rebekka»? Ich schau' in Reclams Namensbuch nach und denk', mich trifft der Schlag: «Die Wohlgenährte» steht da. Wenn das kein himmlischer Fingerzeig ist!

Post für Rebekka

Wer ahnt denn schon, wenn er einen armen untergewichtigen Igel aufnimmt und für seine Unterbringung selbstlos die Küche in ein Naturschutzreservat verwandelt, dass der neue Untermieter eine starke Lobby hinter sich hat! Zwar brauchen die Igel unsere Hilfe, aber hilflos sind sie deswegen noch lange nicht. Jedenfalls erhielt meine Rebekka eines Tages Post von der Informationsstelle der Igelschutz-Interessengemeinschaft in Schwelm (BRD). Inhalt: zwei Merkblätter und ein ausführliches Igel-Brevier. Mit Hilfe dieses ergiebigen Dokumentationsmaterials konnte Rebekka mich endlich über ihr reiches Innenleben aufklären. Denn nicht nur aussen sind Igel ungeheuer bewohnt, sondern – o Schreck! – auch inwendig. Ganze Völkerstämme von Parasiten und Schmarotzern nehmen Anteil am Leben der Stacheltiere: Gänsehaut erzeugende Vergrösserungen vermitteln mir ein buntes Bild des Grauens. Es sei unbedingt erforderlich, so mahnt die Broschüre den pflichtbewussten Pfleger streng, unverzüglich eine Kotprobe des Schützlings einzusenden (aber ach, wohin nur, wohin?!), damit er nach erfolgter Diagnose den Segnungen der chemischen Industrie teilhaftig werden kann...

Ich möchte ja nur mal wissen, dachte ich zuerst ziemlich bockig, ob denn die Igel in der freien Wildbahn regelmässig ihre Kotproben einschicken und dann auch schön brav ihre Pillen schlucken, bevor sie sich über ihr parasitäres Abendessen hermachen! Doch schon im nächsten Augenblick lag ich bäuchlings vor Rebekkas Schlafkistchen, um angstvoll zu horchen, ob sie wohl hustet (Lungenwürmer!). Als nichts zu hören war, fischte ich sie vorsichtshalber aus ihrem Bett, um die Nase einer Feuchtigkeitsprobe zu unterziehen: Hurra! Sie tropft! Auch die Stacheln schienen noch komplett zu sein, obwohl ich gestehen muss, dass ich sie nie gezählt habe...

Aber vielleicht hat sie Schuppen? In diesem Fall hätte ich sie nämlich sofort in einer bestimmten Lösung baden müssen. Ausserdem benötigen Igel in Gefangenschaft regelmässig Pediküre, weil sich ihre Krallen auf den Kunststoffböden moderner Wohnungen nicht genügend abwetzen und sich plötzlich schmerzhaft ins eigene Fleisch bohren können.

Des Morgens gilt es – neben einem scharfen Blick auf die «Würstchen», die von makelloser Form sein müssen –, auf winzige Blutspuren zu achten: ein Indiz, dass sich der Igel die Füsschen wundgelaufen hat! Eine wahrhaft herzzerreissende Vorstellung! Selbstverständlich muss man sofort die Füsschen mit einem Gel einreiben. Bloss: Wie komme ich an die Söhlchen, wenn sich doch die Rebekka igelgerecht einigelt? Jedenfalls ganz bestimmt dann, wenn ich nach ihren Söhlchen gucken will! Ansonsten nämlich bin ich von ihr ziemlich akzeptiert beziehungsweise adoptiert worden. Sie benutzt mich als Kletterstange, um fit zu bleiben.

Ich aber mache mir über diese Fitness inzwischen schwere Gedanken. Denn es ist einfach unglaublich, welchen Gefahren und Bedrohungen die Igel ausgesetzt sind. Und lebensgefährlich werden ihnen nicht zuletzt auch ihre «Lebensretter», die sie jeden Winter ahnungslos zu Tode pflegen. Zu Hunderten, wenn nicht gar zu Tausenden gehen Igel zugrunde, die von Tierfreunden in Schachteln überwintert oder mit Salatblättern gefüttert werden.

Denn auch der Speiseplan ist bei weitem subtiler, als ich es dachte: Neben Rebekkas Standardmenü von gehacktem Rindfleisch mit Hundeflocken und einer Prise vitaminisiertem Futterkalk braucht sie noch so rare Delikatessen wie Garnelenschrot, Muschelgrit und Ameiseneier. Gern darf man ihr auch hin und wieder einen Tausendfüssler reichen. Aber wo krieg ich den her? Bei mir jedenfalls gibt's jetzt öfter Suppenhuhn

– allerdings mit einem exquisiten Poulet hergestellt, denn das Suppenhuhn selber wäre viel zu fett. Nicht für mich – aber für Rebekka.

Fast würde man nicht mehr glauben, dass dieses Urviech immerhin die letzten 15 bis 20 Millionen Jahre überlebt hat, während scheinbar viel zähere Tiere wie zum Beispiel der Säbelzahntiger endgültig ins Gras beissen mussten. Die Igel sind auch nicht mehr, was sie mal waren.

Abschied von Rebekka

Als im Geviert das erste traute Igelpaar beim nächtlichen Lustwandeln gesichtet wurde, dachte ich, jetzt ist es wahrscheinlich höchste Zeit, meinen überwinterten Mastigel wieder der freien Wildbahn zu überantworten. Bloss: Frühling konnte man das ja nun wirklich nicht nennen. Müsste ich nicht warten, bis wenigstens mal die Sonne scheinen würde? Rebekka, meine Untermieterin, war da anderer Meinung. Sie trabte die halbe Nacht durch die Küche, die ich zum Stall umfunktioniert hatte, und trainierte den Igeln nützliche Sportarten wie Spurt und Sprint. Kurz: Sie war offensichtlich startklar.

Vorsichtshalber wollte ich ihr noch die Krallen schneiden, aber als Rebekka mich dabei kräftig in den Finger biss, dass das Blut nur so nach allen Seiten spritzte, befand ich erfreut, sie hätte nun die Reifeprüfung erfolgreich bestanden und überzeugend bewiesen, dass sie dem harten Kampf ums Überleben gewachsen ist. Sollte doch Mutter Natur wieder die Pediküre übernehmen!

Ich bastelte Rebekka noch ein wind- und sturmfestes Hüttchen, schubste die «Wohlgenährte» (was ihr Name wörtlich bedeutet und wie sie mittlerweile auch aussah) hinein und machte mich auf, die Umwelt um einen vollfetten Igel zu bereichern.

Die Igelmänner werden ja Augen machen! So was haben sie sicher noch nie gesehen. Ein Stachelweib, das ihnen nach diesem harten und kräftezehrenden Winterschlaf mit solchen Rundungen entgegentritt! Als sie bei mir einzog – vor viereinhalb Monaten –, wog sie 400 Gramm. Bei ihrem Abschied brachte sie ein Kilo auf die Küchenwaage. Gut gefüllt mit gehacktem Rindfleisch, Haselnüsschen, Pouletfleisch und Rosinchen, ist sie wahrscheinlich auch noch für andere Waldbewohner ein währschafter Leckerbissen: Flöhe und Zecken werden sich jubelnd auf diese wandelnde Delikatesse stürzen. Die Zeiten zivilisatorischen Komforts dürften für die arme Rebekka endgültig vorbei sein.

Installiert wurde sie unter einer riesigen Tanne, deren Zweige bis auf den Boden reichen und die ungewöhnliche Villa perfekt tarnen. Von nun an muss die Wohlgenährte wieder selber für ihr Wohl sorgen...

Aber wird sie es überhaupt schaffen? Ursprünglich hat sie keine Chance gehabt. Sie wäre wegen ihres Untergewichts im Winter verhungert. Dank meiner Sentimentalität, die der Natur, dieser stiefmütterlichen Massenmörderin, respektlos ein Bein stellte, kann's Rebekka diesen Frühling noch mal probieren. Auf die Gefahr hin, dass es halt trotzdem schiefgeht. Aber ich denk' mir natürlich, wie hübsch das wäre, wenn sie drei oder vier oder fünf Junge hätte, und die Jungen hätten dann nächstes Jahr auch wieder drei oder vier oder fünf Junge, und diese Jungen dann im übernächsten Jahr... Kurz: In wenigen Jahren würde es bei uns von Igeln wimmeln und wuseln.

Jetzt aber war die Küche leer. Nur ein Stapel Zeitungen erinnerte noch an die monatelange Fron, als ich jeden Morgen und jeden Abend Zeitungen auslegte, Zeitungen einsammelte, den Boden schrubbte und Igelmenüs kochte. Ein bisschen melancholisch nahm ich eine Handvoll Haselnüsse, tat sie in ein Schüsselchen und stellte sie raus auf die Terrasse. Vielleicht... Richtig. Um Mitternacht klirrte es gewaltig. Ein Igel stand in der Schüssel, machte sich über die Schüssel her und schmatzte gewaltig. Es war nicht Rebekka – die hatte ich weit weg von jeder Strasse ausgesetzt –, sondern der alte Pankraz, der seit Jahren im Sommer jeden Abend vorbeibeinelt und sich in diesem regennassen finsteren Frühling noch nicht hatte sehen lassen. Ich befürchtete bereits, er hätte den beinharten

Winter nicht überstanden, aber Igel sind zäher, als man denkt. Auch Rebekka. Bestimmt haut sie schon ihre spitzen Zähnchen in einen leckeren Braten. Ist mir auch lieber als in meine Finger...

Übrig bleibt ein gutes Pfund vitaminisierter Futterkalk. Was mach ich bloss damit? Aber halt!

Wie hiess es doch so schön in jenem Brief der deutschen Igelfreunde? «Nicht vergessen: Im Herbst wieder Ausschau halten!»

Schöne neue Katze

Immer wenn mich Katzendame Salome mit Verachtung straft, weil ich etwas falsch gemacht habe, oder mir ihre Kollegin Nomeli die kostspieligen Erzeugnisse der Metzgerinnung vor die Füsse spuckt und damit dem Spannteppich zu einem ungewohnt aparten Muster verhilft, immer dann also verkünde ich den beiden schamlosen Viechern, dass ich mir jetzt dann bald eine schöne neue Katze anschaffen werde: eine pflegeleichte, strapazierfähige, feuerfeste, eine konstant gutgelaunte Dauerschnurrerin, die weder vorn noch hinten rausgibt und bloss hin und wieder ein paar frische Batterien braucht. Das Wunderwerk ist ein amerikanisches Erzeugnis aus den High-Tech-Labors von Sillicon Valley und kostet satte 269 Franken. Dafür muss man es nicht füttern.

«Hört euch das an», sag' ich zu meinen miesen Miezen und les' ihnen aus dem Hochglanzprospekt vor: «Wenn Sie den Schlüssel im Schloss Ihrer Wohnung drehen, wacht Ihr Liebling auf. Seine Augen strahlen, er begrüsst Sie mit einem freudigen Miau und schnurrt, wenn Sie ihn streicheln.» Die Augen meiner Katzen schauen höchstens vorwurfsvoll, wenn ich es mal gewagt habe, ungebührlich lange fortzubleiben. Von Strahlen keine Spur.

Aber der computergesteuerte Liebling, der «so programmiert ist, dass er auf Menschen und seine Umwelt in spontaner, lebensechter Weise reagieren kann», vermag noch viel mehr: »Schalten Sie nun Musik ein, und er tanzt danach. Bitten Sie ihn dann, Ihnen etwas vorzuspielen. Artig gibt er sich nacheinander glücklich, böse, übermütig und nachdenklich.»

Artig! Das ist das Stichwort! Wann ist eine Katze je artig? Nachdenklich ja. Salome denkt gut und gern acht bis zehn Stunden täglich nach. Aber artig? Anarchistisch wäre eher eine zutreffende Bezeichnung. «Petster», so heisst der batteriebetriebene Tugendbold, «ist immer brav und kratzt nie an den Polstermöbeln oder miaut nachts um 3 Uhr, weil er raus will.» Ich bin entzückt!

Und bei diesem Tier hätte ich endlich auch mal was zu sagen: «Petsters 10 verschiedene Verhaltensweisen steuern Sie durch eine Reihe von gesprochenen Befehlen oder Händeklatschen. Im Go-Play-Modus spielt er mit sich selbst, lernt bis zu 20 Bewegungen und Geräusche im Rahmen seines Trainingsmodus, tigert durch das Haus innerhalb seines Explore-Modus und miaut jedesmal, wenn Sie in seinem Talk-Modus mit ihm reden. In seinem energiesparenden Schlaf-Modus schlummert Petster, bis er ein Geräusch hört oder ein Schatten auf ihn fällt. Hört die Stimulation auf, schläft er wieder ein. Oder Sie hängen ihn an seine elektronische Leine mit den vier Tasten, und er geht mit Ihnen, wohin Sie es ihm befehlen, und miaut auf Knopfdruck.»

Bei meinen Katzen und mir ist es genau umgekehrt. Besonders was den Schlaf-Modus betrifft. Nomeli braucht nur eine Kralle auszustrecken, und ich streichle sie automatisch. Hört diese «Stimulation» auf, schlafe ich erleichtert wieder ein. Bei jedem Miau reagiere ich wie auf Knopfdruck und tigere in die Küche, um die Schüsselchen mit den gewünschten Delikatessen zu füllen. Ausserdem begrüsse ich die beiden strahlend, wenn sie aus dem Wald heimkommen. Der einzige Unterschied zwischen Petster und mir besteht darin, dass ich keinen Infrarotdetektor in der Nase habe und auch keine Stereoohren besitze (ja halt! Oder etwa doch?). Und wer hat mich programmiert? Meine beiden Zürcher High-Tech-Katzen!

Es ist bedenklich. Denn nun frage ich mich natürlich, wie wohl Petster seinen Besitzer programmieren wird. Zu was wird ein Mensch, der zu Hause ein vollautomatisches Schmusetier besitzt? Was speichert man im Gemüt, wenn auf ein Händeklatschen lebensecht reagiert wird? Wenn das, was man zärtlich streichelt, von einem doppelten Zahnradmotor angetrieben ist? Wenn man ruft, und ein weiches Etwas im fleckenabweisenden Acrylfell auf zwei Hochleistungsrädern herbeirollt? Und man Zuwendung jederzeit ein- und ausschalten kann?

Schöner neuer Mensch – mir graut vor dir!

Zeit der Meerschweinchen

Meerschweinchen sind in. Denn ihre Eigenschaften entsprechen den Erfordernissen zeitgemässen Wohnens. Sie leben auf kleinstem Raum, sind freundlich zu jedermann und genügsam bis zum Exzess. Meerschweinchen sind pflegeleicht, strapazierfähig und fünf, maximal neun Jahre haltbar. Ein Wunder, dass sie nicht – wie Kühlschrank und Waschmaschine – mit eingebaut werden: Benutzung im Mietpreis inbegriffen.

Manchmal werden sie hervorgeholt, geherzt, geküsst, gehätschelt und gestreichelt, dann wieder in ihre Kiste gesetzt, weggepackt, versorgt. So verbringen sie ihre Tage, knabbern an einem Salatblatt und warten auf den nächsten Zärtlichkeitsausbruch. Sie lassen sich alles gefallen, wehren sich nie. Baut man ein Hindernis vor ihnen auf, versuchen sie gar nicht erst, es zu umgehen. Keinem richtigen Meerschweinchen, so behaupten die Verhaltensforscher, fällt es ein, ohne obrigkeitliche Erlaubnis aus seiner Kiste zu steigen. Ihr Verhalten ist reine Mieterideologie. Aber genau das hat sie zu so beliebten Haustieren gemacht. Zeit der Anpassung. Zeit der Meerschweinchen.

Dabei waren ihre Ahnen aus den südamerikanischen Hochsteppen noch ganz andere Kerle. Scheu, schwer zu fangen und keineswegs nur Vegetarier. Sie nagten auch mal an einem Knochen, vertilgten Insekten und führten ein aufregendes Nachtleben. Aber ihr Horizont war auch nicht auf einen Quadratmeter beschränkt.

Die Haustierkarriere der Meerschweinchen geht bis auf die Inkas zurück. Begonnen hat sie in der Pfanne, denn gebraten waren sie den Menschen damals am liebsten. So lieb, dass sie auch ab und zu mal eines den Göttern spendierten oder den Verstorbenen als Picknick mit auf den Weg ins Jenseits gaben. Jedenfalls fand man kleine Meerschweinchenmumien in den Grabstätten der Inkas.

Den Spaniern, die im 16. Jahrhundert eintrafen, müssen sie dann ebenfalls geschmeckt haben. Sie importierten die quiekenden Mini-Schweinebrätchen übers Meer (daher der Name!) nach Europa, wo die exquisite Delikatesse sofort Furore machte.

Und wenn die Liebe auch durch den Magen geht, so haben es die Meerschweinchen jedenfalls geschafft, sich aus der Pfanne zu retten und einen Platz als Schosstier zu erobern. Und während die südamerikanische Wildform noch immer in schlichtes Graubraun gekleidet ist, legten sich die Haus-Meerschweinchen nach und nach modische Farben zu und liessen sich zum Teil sogar die Haare wachsen. Heute gibt es sie langhaarig, kurzhaarig und gewirbelt, in Schwarz, Hellbraun, Elfenbein, Schokoladenbraun, Rot, Weiss, Gold, Silber, Blau, Zimt, Orange, Beige, Lila und Schiefergrau.

Ob mumifiziert, geliebt oder gefressen – die Meerschweinchen haben ihre Spur im Leben der Menschen hinterlassen. Und keineswegs alle landen in den Händen zärtlichkeitsbedürftiger Mieter. Weil sie schon komplett und «gebrauchsfertig» geboren werden und ausserdem ungeheuer fruchtbar sind, werden sie «zum Dienst an der Menschheit» rekrutiert – als Versuchstiere in den Laboratorien der Chemiekonzerne.

Wirken sie nach aussen auch ungeheuer sanftmütig, phlegmatisch und ein bisschen dumm, so sind sie untereinander doch die alten Haudegen geblieben: bissig und dynamisch. «Sie laufen mit gesträubtem Haar herum und reissen das Maul gegeneinander auf. Der Stärkere rennt dem Flüchtenden nach und beisst ihn in den Rücken, dass es blutet. Er hält ihn mit den Zähnen fest, und beide rollen umeinander», schreibt der Verhaltensforscher Richard Gerlach («Psychologie der Haustiere»). Bis die Rangordnung feststeht und die Stellung in der Karriereleiter erkämpft ist, geht es bei Meerschweins leicht unanständig zu. Und in Zweifelsfällen beginnt der Kampf um das soziale Prestige jede Woche aufs neue.

Ich kann mir nicht helfen: Irgendwie habe ich den Eindruck, Mieter und «Untermieter» passen hervorragend zusammen.

Ungeheuer im Bett

Die Idee, wir lebten in einer zivilisierten Gesellschaft, ist eine Illusion. Ja, die Zivilisation als solche ist eine reine Fata Morgana. Denn sie weckt die Vorstellung gebändigter Natur, ausgeschalteter Wildnis und verbannten Dschungels: Ein Reservat, in dem wir sicher sind vor den Ungeheuerlichkeiten der Schöpfung.

Klar: Es ist vielleicht schwierig, in der Schweiz von Löwen gefressen zu werden. Aber das ist auch schon alles. Jede Zeit besitzt ihre eigenen Monster, und oft solche, von denen Naturvölker früherer Jahrhunderte noch keine Ahnung hatten. Zum Beispiel die Schuppenmilbe.

Von deren Existenz wusste ich bis vor kurzem auch noch nichts. Und vielleicht hätte ich – radikal fernsehentwöhnt, wie ich momentan bin – auch bis zum Ende meiner Tage nie von ihrem Vorhandensein erfahren. Aber ringsum schaut jedermann unverzagt in die Röhre – und da erschien es halt eines schönen Abends: das Monster. Bildschirmfüllend! Grausig und gefrässig, fett und mit Krakenarmen: die Schuppenmilbe. Tausende und Abertausende, so erzählte mir schreckensbleich eine tief geschockte Nachbarin, leben mit uns unter demselben Dach und machen es sich vorwiegend dort gemütlich, wo auch wir uns gemeinhin am geborgendsten fühlen: im Bett!

Bei meiner Nachbarin ist es allerdings seit jener Begegnung der überdimensional vergrösserten Art mit der Geborgenheit vorbei. Ohne Staubsauger geht sie nicht mehr schlafen. Denn wenn es sie jetzt irgendwo ganz zart beisst, weiss sie genau: Nicht ein unbekanntes Es beisst, sondern das Ungeheuer, die grässliche Schuppenmilbe, haut ihre furchterregenden Kauwerkzeuge in ihre appetitliche Haut, um sich an ihr satt zu fressen: leibhaftig und lebensfrisch.

Hätte sie nur nicht an jenem Tag den Fernseher eingeschaltet! Von blossem Auge ist die Schuppenmilbe nämlich nicht zu sehen – nur zu spüren. Nun aber weiss die arme Nachbarin, wen sie zu spüren bekommt – und das grässliche TV-Bild des Monsters steigt vor ihrem inneren Auge auf. Und die Horrorerscheinung lässt sie nicht mehr los. «Es war so gross wie ich», erzählt sie schaudernd. «Und Tausende davon sind in meinem Bett!»

Eine andere Nachbarin hatte kürzlich ebenfalls eine ungeheuerliche Begegnung mit einem Produkt von Mutter Natur. Eine gigantische Hornisse – mindestens sechs Zentimeter lang und vermutlich ebenso breit – hatte in ihrer Wohnung Unterschlupf gesucht und unverzüglich mit dem Nestbau für ihren fürchterlichen Nachwuchs begonnen: Es war der Einbruch des Irrationalen schlechthin. Die Kinder suchten schreckensbleich das Weite und übernachteten bei Bekannten. Ihre Mutter hielt heroisch die Stellung, jagte das wilde Tier, fing es in einer Teetasse, knallte triumphierend die Untertasse als Deckel drauf und eilte sodann mit ihrer Beute zwecks amtlicher Hinrichtung – auf den nächsten Polizeiposten. Nachts um elf.

Aber die guten Mannen wussten auch keinen Rat und empfahlen höchst umweltbewusst, das Ungeheuer im nahen Park auszusetzen. Jetzt fürchtet die ganze Familie dessen Rückkehr, denn feine Sägemehlspuren zeigen, dass die schreckliche Hornissenkönigin bereits mit dem Nestbau begonnen hatte und womöglich von unbekannten Trieben getrieben zur Stätte ihres Wirkens zurückkehren könnte. Wenn sie einen lebendigen Bären auf der Treppe antreffen würde, hätte sie weniger Angst, beteuert die Nachbarin glaubhaft. Beim blossen Gedanken einer Wiederbegegnung mit dem geflügelten (Un-)Wesen bekommt sie eine Gänsehaut.

Ich kann's ihr nachfühlen. Mir geht es so mit den Spinnen. Will eine bei mir einziehen, ziehe ich sofort aus. Dabei hat mir noch keine etwas getan, und gegen die Schuppenmilbe sehen sie beinahe schon herzig aus. Aber halt nur beinahe. Oder nein: überhaupt nicht. Sie sind das nackte Grauen, das den gnädigen Schleier der Zivilisation zu zerreissen droht. Und darunter bricht der Dschungel herein: grausam und fürchterlich.

Sprache, Werbung, Erziehung:
Harmlose Ereignisse

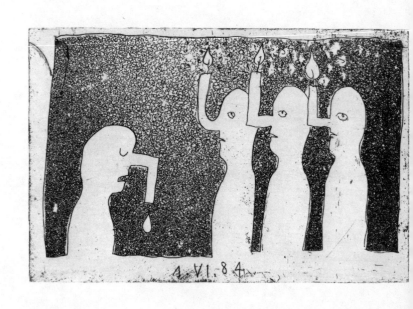

Wörter mit Wurmbefall

Im Winter leiden Gartenfreaks unter Entzugssymptomen, die kein noch so buntes Gartenbuch zu dämpfen vermag. Trübe starren sie in den Schnee und geben sich sanften Wahnvorstellungen hin.

Ach, wär' das schön, denk' ich versonnen, es wär jetzt schon Frühling, ich würd' im Garten sitzen und dann – ja dann käme plötzlich ein echter Waschbär um die Ecke getrippelt und würde sich in die Tulpen setzen. Es wäre ein bezaubernder Anblick. Natürlich würde sich der Waschbär erst mal baff mit einer Pfote über die Augen fahren, weil er mein Blumenmeer für eine Fata Morgana hielte, und mir wiederum käme er wie eine überirdische Erscheinung vor, denn in Tat und Wahrheit bin ich noch nie in meinem Leben einem Waschbären begegnet. Dabei wäre das durchaus möglich, denn 1976 haben sie Schweizer Boden betreten, und seither sind sie da, auch wenn man nichts von ihnen sieht.

Jetzt hat die Pharmaindustrie meinen Wunschtraum zunichte gemacht. Denn die Waschbären, so haben hochwissenschaftliche Untersuchungen ergeben, sind eine Gefahr für Leib und Leben. Waschbären haben nämlich, wie die meisten freilebenden Tiere, gewisse Untermieter bei sich, darunter einen, der wahrhaft diabolische Eigenschaften hat. Es ist ein Spulwurm, der – gelingt es ihm erst mal, sich auf einen Menschen rüberzuhangeln – sich in Augen, Rückenmark und Hirn derselbigen einnistet. Vögel, die davon befallen werden, fliegen im Kreis, als ob sie die Tollwut hätten. Grässlich.

Da gibt's nur eine Frage, die mir höchst rätselhaft erscheint: Wie gelangt denn nun eigentlich dieser Sauhund von Spulwurm in mein Gehirn? Oh, ganz einfach: Mein Idol, der Waschbär, scheidet die Eier dieses Parasiten in ungeheuren Mengen aus. Man könnte fast meinen, er sehe seine Lebensaufgabe darin, überall diesen giftigen Köder auszulegen. Vermutlich genügt es also völlig, wenn einer nur mal so vorbeispaziert, schnell das Bein hebt (oder wie die besonderen Gepflogenheiten der Waschbären in dieser Beziehung auch immer sein mögen), und mein ganzer Garten wäre kontaminiert. Kontaminiert? Das Wort kommt mir ja so bekannt vor. Aber im Zusammenhang mit Spulwürmern habe ich es eigentlich noch nie gelesen. Doch da steht es: Kleinkinder seien besonders gefährdet, da sie kontaminierte Gegenstände in den Mund stecken, und auf diesem Weg käme dann der Wurm – o Horror! – in das Kind!

Aber irgendwas irritierte mich daran. Dann schaute ich im Duden nach. «Kontamination: 1) Wortkreuzung, Ineinanderrückung zweier Wörter oder Fügungen, die gleichzeitig in der Vorstellung des Sprechenden auftauchen und von ihm versehentlich in ein Wort (oder eine Fügung) zusammengezogen werden, z.B. Gebäulichkeiten aus Gebäude und Baulichkeiten; 2) radioaktive Verseuchung.»

Sieh da! Radioaktive Verseuchung. Was hat denn das mit Würmern zu tun? Ganz einfach: Da hat ein Waschbär seine Eier gelegt, und seither hat das Wort die Würmer. Es handelt sich dabei bloss um die Ineinanderrückung zweier Fügungen, die eine radioaktive Verseuchung in die Nähe eines Wurmbefalls rückt. Jetzt weiss ich nicht, ob man gegen die Waschbären demonstrieren sollte? Und ob wohl demnächst in Basel Spulwürmer entsorgt werden?

Wörter, die entschärft werden, sind die schwarze Magie unserer Zeit. Und die armen Waschbären müssen den Saubermännern die Westen weisswaschen. Denn jetzt ist doch klar, wo die wahren Gefahren liegen. Ich hätte zwar eher vermutet, es sei vor allem der Strassenverkehr, der so leicht die Kinder «kontaminiert», oder die Luftverschmutzung oder das Gift in der Nahrung und die merkwürdigen Ausdünstungen gewisser Baulichkeiten und weiss ich was noch alles. Dabei sind es nicht die Waschbären, nicht die Spulwürmer, nicht die Autofahrer, nicht die kaputte Umwelt, sondern bloss die Wörter, die sich plötzlich kreuzen, weil gleichzeitig und natürlich versehentlich in einem «Sprecher» zwei Vorstellungen auftauchen, die eigentlich nichts miteinander zu tun haben oder hätten haben sollen.

Getarnte Kaffeekannen

Ich liebe Werbung. Sogar heiss. Nirgendwo sonst werden einem die tiefschürfendsten Erkenntnisse unserer Zeit derart frisch-fröhlich um die Ohren gehauen. Ein Satz, zwei Bilder – und ich weiss, woran ich bin. Ja, die Welt zeigt sich in einem völlig neuen Licht, weil mir eine Firma der lichterzeugenden Branche endlich zur Erleuchtung verhalf.

Kein Guru war nötig. Kein Workshop in praktischer Meditation musste mich erst seelisch durchkneten. Ich brauchte bloss die Zeitung aufzuschlagen: Links war ein Foto, das die unverwechselbare Silhouette eines Kernkraftwerks zeigte. Sie war rabenschwarz. Man konnte wirklich bloss die Konturen erkennen. Aber die kennt man ja nun wirklich zur Genüge. Das rechte Bild dagegen war in das gleissend glühende Licht jener alles erhellenden Firma getaucht: Zweifellos handelte es sich um genau dieselbe Silhouette – aber was erblickten meine erstaunten Augen? Einen gedeckten Frühstückstisch mit dampfender Kaffeekanne, Salzstreuer, einer harmlosen Orange auf einem Teller. Die Silhouette des AKWs hatte sich als menschliche Futterstätte enttarnt. Über beide Bilder hinweg aber zog sich die abgründige Frage: «Was heisst eigentlich im ‹rechten› Licht betrachten?» Das traf mich wie ein Vorschlaghammer mitten ins Gemüt. Und entgeistert las ich die Antwort, die gleich mitgeliefert wurde: «Das rechte Licht ist mehr als bloss Helligkeit. Es ist ein Gestaltungsmittel. Es zeigt die Dinge so, wie sie wirklich sind. Oder so, wie wir sie haben wollen. Je nachdem. Das rechte Licht hilft uns, unsere Vorstellungen zu verwirklichen.»

Dieser zweideutige Text fuhr in mich ein wie ein Zen-Koan. Denn bekanntlich treibt ein Koan den Denkenden so lange zum Wahnsinn, bis es ihm endgültig im Hirn ausklinkt. Und also geschah es: Mir vertauschten sich abrupt die Erkenntnisebenen. Aha, sagte ich stinksauer zu meiner Kaffeekanne, du bist also eigentlich ein AKW! Hast dich bloss getarnt! Willst mich wohl radioaktiv verseuchen! Hinweg mit dir, du Höllenbrut!

Und überhaupt – jetzt fällt es mir erst wieder ein! –, wo kommt denn der Kaffee her? Den müssen doch diese armen, ausgebeuteten Arbeiter auf den fernen Plantagen zu Minimallöhnen ernten! Und wir schlürfen diese Brühe, die aus Blut, Schweiss und Tränen gewonnen wird, einfach so zum Frühstück. Es ist eine Ungeheuerlichkeit!

Und was ist mit den Orangen? Die sind ja sowieso alle vergiftet und werden erst noch mit dem Flugzeug hergekarrt. Die helfen ja auch noch mit, die Luft und unsere Innereien zu verpesten!

Aber der Salzstreuer ist wenigstens noch harmlos, denke ich erleichtert und lehne mich mit einem seligen Lächeln gebändigter Schizophrenie im Stuhl zurück. Gleich darauf fahre ich allerdings entsetzt in die Höhe: Salz streuen ist ja gar nicht harmlos! Wer im Winter Salz streut, ist ein krimineller Umweltschänder! Dank sei der Werbung! Im rechten Licht betrachtet, wird wirklich vieles klarer. Nur bei mir wird's langsam duster. Denn die Glühbirnen hab' ich jetzt alle rausgeschraubt. Seit ich ihre subversive Verbindung zu meiner Kaffeekanne durchschaut habe, brennen bei mir nur noch Kerzen. «Das rechte Licht ist mehr als blosse Helligkeit», heisst es schliesslich in jenem erhellenden Inserat. Ach, wie wahr, wie wahr! Im sanften Schein meiner Kerzen wird das Zwielichtige viel sichtbarer. Seither meditiere ich stundenlang über den Satz: «Das rechte Licht hilft uns, unsere Vorstellungen zu verwirklichen.» Man kann ihn drehen und wenden, wie man will: Er verliert nichts von seiner tiefen Weisheit. Denn – nicht wahr? – was sind unsere Vorstellungen? Welchem Licht folgen wir eigentlich? Und vor allem: Was verwirklichen wir? Der Baum wird zum Möbel, der Acker zum Parkplatz, der Himmel zur Kaserne...

Nur hin und wieder, wenn ich mit dem Zug an einer dieser riesigen Silhouetten vorbeifahre, reisse ich freudig das Fenster auf und schnaufe den lang entbehrten Wohlgeruch ein, der aus dem Kühlturm dampft. «Ist sie nicht wunderschön», sage ich zu den Mitreisenden, «diese wohlgeformte Kaffeekanne?»

Dschungel und Zierrasen

«Der Dschungel kommt in die Schweiz», heisst es in einer Pressemitteilung. Wie schön! Da freu' ich mich aber höllisch! Denn sofort kommen mir selige Erinnerungen an Franz Hohlers fabelhafte Geschichte, in der er die Wildnis über Zürich hereinbrechen und die Stadt in der Vegetation absaufen lässt. Wilde Tiere traben auf sein Geheiss durch die Bahnhofstrasse. Die echten! Nicht der menschliche Abklatsch! Ich hätte zwar keine Ahnung, wie ich mich einem Bären gegenüber verhalten müsste, aber ich les' schrecklich gern über solche Möglichkeiten, und der Dschungel, der da in die Schweiz kommt, gehört ebenfalls zum literarischen Wildwuchs, ist eine rotgewandete Zeitschrift aus Deutschland: «Dschungelblätter», herausgegeben und verantwortet von Alban Nikolai Herbst.

Das beigefügte Empfehlungsschreiben aber verheisst – ähnlich den Texten auf den bunten Samentütchen der grossen Gärtnereien – ungeahnte Genüsse: «Exzellente Sprache und sensibles Sprachgefühl, neue Ansätze, Namen und Ideen in der Literatur, Kritik der Kritik, keine Anzeigen, handgesetzt mit speziellem Layout, ein Fundus an Skurrilem und eine unerschöpfliche Quelle für satirische Unverschämtheit.» Schmatz!

Natürlich stürz' ich mich kopfüber in diesen merkwürdig kleingedruckten, engverschlungenen Buchstabendschungel, hungrig nach Unverschämtheiten und versessen auf Satire, doch bald mal schwant mir, dass ich wohl eine Axt brauchen werde, wenn ich mich durch diese wortreiche Wildnis schlagen will. «Der Haushalt lag grämlich wie Sülze», dichtet ein Dichter.

«Im Keller zucken lautlos Reissverschlüsse. Tagelang fixierte der Haushalt einen Kadaver. Dann hielten die Gehirne in den graumelierten Einmachgläsern ihren Atem an, der Nachmittag zog Fäden.» Letzteres werden die Lianen sein, an denen sich Tarzan heranzuhangeln pflegt. Das Lachen blieb mir im Hals stecken. Ich hatte glatt übersehen, dass der Dschungel kein Drei-Sterne-Restaurant ist, in dem einem die sprachlichen Lekkerbissen auf dem Teller serviert werden, sondern «freilich auch an den Leser hohe Anforderungen» stellt, wie ebenfalls in der Pflanzanleitung dieses Dschungelbonsais zu lesen ist. Übersetzt heisst das immer, dass der Leser selber schuld ist, wenn er sich langweilt. Es fehlt ihm am Grips. Oder eben an der Axt, mit der er die gordische Pointe zerhauen könnte. Am Gebotenen selbst kann's keineswegs liegen, denn die Dschungelblätter haben Kipling und sein Dschungelbuch «als Erbonkel» und die Fackel von Karl Kraus «als Urahn». Wouh! Darum hüte dich, Banause, dass du nicht von den Löwen gefressen wirst!

Dschungel und Zierrasen haben eines gemeinsam: Sie sind hauptsächlich grün. Sonst nichts. Immerhin kann man stets unverdrossen hoffen, dass sich Blümchen einschmuggeln. Sogar die Wüste erwacht bekanntlich sogar hin und wieder zum Leben. Darum bin ich für strikten Naturschutz beziehungsweise für Unterstützungsabonnements, selbst wenn's vorerst literarisch bloss pickelt: «Pickel, wisst ihr, sind schön wie Raubkatzen und gefährlich wie ein Nierentisch der fünfziger Jahre: Sie verführen zum Träumen», dichtet lustig der Dichter.

«Es ist das Leben, eben weil es eine Phrase ist, so hart», formuliert klarsichtig der Herausgeber und klopft gleich noch unverschämt satirisch der «larmoyanten Bestie» Adolf Muschg auf die tintenverschmierten Fingerchen, weil er «nun unter die Schwesterlein und Brüderlein der glückseligen Naturbeweinung gefallen» ist. Hatte sich doch dieser Unhold sentimental an das Dörren eines Waldvögleins erinnert. Wer jetzt aber schreckensbleich vermeint, der ruchlose Professor habe im zarten Kindesalter Singvögel nach der Manier von Bündnerfleisch an der Luft getrocknet, sieht sich getäuscht. Bei jenem Waldvöglein handelt es sich nämlich um eine unscheinbare Orchideenart, die in den Wäldern rund um Zollikon wächst. Ausrotten konnte die Bestie sie übrigens nicht. Sie dorrt bloss in der Literatur...

Heute schon Krieg geführt?

Werber sind lustige Leute. Richtige Spassmacher. Hätten sie nichts zu lachen, müssten sie ihren Laden dichtmachen. Verkaufsargumente ziehen bei uns so sehr umworbenen Konsumenten doch längst nicht mehr, weil uns derart viele Bären aufgebunden wurden, dass wir jeden Glauben an eine höhere Waschkraft verloren haben. Darum breitet sich auf allen Plakatwänden sanfter Wahnsinn aus. Gag jagt Gag. Warum auch nicht? Ich lache mit. Es ist ja sonst schon vieles traurig genug...

Einmal aber verging mir das Lachen. Fassungslos starrte ich im Tram auf ein Plakätchen, das ausser mir allerdings niemanden aus der Fassung brachte. «Heute schon ozongelocht?» fragte mich der Text – ja, und dann stürmten mir Fragen über Fragen durch den Kopf. Zum Beispiel: Wann der Spass aufhört und der Zynismus beginnt? Schwer zu beantworten. Das kommt nämlich auf die Dicke der Hornhaut an, mit der man heutzutage sein Gemüt abschotten muss, weil man sonst all die sauren Informationen und schmutzigen Nachrichten kaum mehr ertragen würde. Also liest man die Zeitung am besten, als handle es sich um ein Witzblatt, und für ein solches Witzblatt wirbt der witzige Spruch auch tatsächlich: Die Katastrophen dieser Welt als Showelemente zur Unterhaltung gelangweilter Bürger. Vielleicht ist es eben genau so? Man sitzt gemütlich beim Frühstück, draussen jubilieren die süssen Vögelchen, die Katze gähnt, die Sonne scheint, man streicht sich dick die vollfette Butter aufs Brot, schlürft seinen Kaffee und konsumiert dazu ein, zwei Kriege in der Zeitung. Warum fragen die mich nicht: «Heute schon Krieg geführt?» Oder: «Heute schon massengemordet?» Das mach' ich nämlich fast täglich, wenn in werberischer und konsequenter Logik Lesen auch Handeln bedeutet. Zumindest bedeutet Lesen auch Nicht-Handeln, und Nicht-Handeln hat natürlich auch seine logischen Konsequenzen.

Vermutlich loche ich damit wirklich am Ozonloch mit. Was, wenn die Werber womöglich wirklich noch recht hätten? Und ich fürchte: Sie haben. Als ich nämlich in jenem Tram die Augen von dieser fürchterlichen Frage losriss und durchs Fenster in die grausame Wirklichkeit schweifen liess, fiel mein entsetzter Blick auf einen jungen Mann mit einem Kastanienzweig in der Hand, der durchdringend immer wieder schrie: «Dir lönd eim verrecke!» Was in einer etwas veredelten Sprache bedeutet: «Ihr lasst mich sterben!» Die Leute im Tram vernahmen die Botschaft und gafften baff. Typische Zeitungsleser und somit Nicht-Handelnde. Ich auch. Aber weil mich diese Nachricht doch erschreckte, wandte ich den Blick ab und guckte durch ein anderes Fenster, als ob ich einfach eine Seite in der Zeitung umblättern würde, um auf bessere Informationen zu stossen. Habe ich heute sterbenlassen? Ich weiss es nicht, weil ich nicht weiss, wie ernst es dem jungen Mann mit seinem Schreien war. Das heisst: Der Ernst des Schreiens war unüberhörbar – genau wie das, was in der Zeitung steht, eine überdeutliche Sprache spricht. Ich kann doch nicht so tun, als ob all das nur ein schlechter Witz wäre. Aber genau so tun wir alle. Wer ist denn nun hier zynisch? Gewiss nicht der Werber mit seinem zutiefst wahren Spruch.

Seither lese ich die Zeitung mit anderen Augen und frage mich tatsächlich: Heute schon ozongelocht? Heute schon Krieg geführt? Es ist ein ausgezeichnetes Mittel gegen ein allzu gutes Gewissen. Sonst nützt es allerdings nicht viel.

Schuldbewusst eile ich mit ein paar leeren Flaschen zum Recycling-Container, um meine Moral zu regenerieren, so wie die Reichen ihr Scherflein den Armen spenden, um ihr schlechtes Gewissen zu beruhigen. Vielleicht funktioniert das ganze Recyclingsystem deshalb so gut in der Schweiz? Man will doch etwas tun! Besonders, wenn man sonst nichts tut...

Haben Sie heute schon sterbenlassen? Einen Fixer in der Drogenszene zum Beispiel? Oder zumindest ein paar Hungernde in einem Dritt-Welt-Land? Aber gewiss doch.

Giftwolke im Konjunktiv

Es wäre so ein Tag wie heute. Schön warm, ein strahlend blauer Himmel, ein leichter Wind.

Der leichte Wind wäre vermutlich eine Katastrophe. Oder wäre er die Rettung? Ringsum heulen die Sirenen. Erst setzt eine ein, dann eine zweite. Plötzlich stimmt auch die dorfeigene mit ein. Ein konzertantes Unheil. Auf- und abschwellend.

Wenn es jetzt ernst gälte? Ich schaue in den blauen Himmel. Ob man sie sehen würde? Die Giftwolke?

Immerhin nähert sie sich bereits dem Möglichen. Oder sogar dem Wahrscheinlichen. Ich tippe auf letzteres. Denn sonst erschiene sie nicht schon auf den Plakaten. «Nächsten Mittwoch Probealarm», steht da. Und dann lese ich weiter: «Was tun bei verdächtigen Luftimmissionen? Vielleicht handelt es sich um ein Ereignis, das keine Gefährdung für die Bevölkerung bedeutet.» Aha. Woher kommt mir bloss dieses Wort so bekannt vor? «Ereignis»? Kein Störfall, nicht mal mehr ein Vorfall. Nur noch ein «Ereignis». Innerlich bin ich bei diesem Wort bereits aufs höchste alarmiert.

Immerhin: Im Konjunktiv bedeutet das Ereignis keine Gefährdung der Bevölkerung. Schön. Gleich darauf folgt ein anderer Konjunktiv: «Es könnte sich aber zum Beispiel auch um eine Giftwolke handeln.» Nur so zum Beispiel. Offenbar gibt's noch eine ganze Menge anderer Konjunktive. Nicht nur für Giftwolken.

Die Sirenen heulen ganz grässlich. Meine Katze Babettli legt die Ohren an. Mein Kater Jakob, ein Hiesiger, sprintet über die Strasse und verschwindet im Haus. Er weiss offenbar

Bescheid und macht es ganz richtig. «Vorsorglich im Haus bleiben, Türen und Fenster schliessen. Ventilations- und Klimaanlagen ausschalten.»

Und dann? Wir sässen im Haus und schauten zum Fenster raus, wo die Giftwolke aus dem Konjunktiv ins Präsens wechseln würde. «Sollten sich Verhaltensanweisungen aufdrängen, werden diese über Radio DRS I bekanntgegeben.»

Ich grüble über die Verhaltensanweisungen nach. Draussen bringt der Bauer das Heu ein. Die Raben krächzen aufgeschreckt.

Wir sässen also im Haus. Alle Fenster geschlossen. Bei mir zieht's aber ziemlich durch die Ritzen. Käme die Giftwolke dann rein?

Ach lass, denk nicht daran! Es ist ja nur eine Giftwolke im Konjunktiv. Bloss: Warum macht sie sich schon auf den Plakaten breit?

Ganz einfach: Die Erfahrung hat uns mittlerweile gelehrt, dass Giftwolken nicht im Konjunktiv verbleiben. Man muss mit ihnen rechnen.

Ich will aber nicht damit rechnen müssen. Genausowenig wie mit einem Krieg. Aber das nützt mir gar nichts. Die Vorkehrung gilt der eingetretenen Katastrophe und nicht deren Verhinderung.

Ach, und dann fällt mir noch etwas ganz Abscheuliches ein: Die Macht der selbsterfüllenden Prophezeiung. Kennt man doch! Man sagt jemandem, er hätte einen schlechten Tag und solle daher gut im Strassenverkehr aufpassen. Und – päng! – knallt er schon gegen den nächsten Baum. Womöglich gilt das für Giftwolken ebenfalls. Man warnt vor ihnen und – zisch! – entweichen sie dem nächsten Kamin.

Konjunktive sind lebensgefährlich. Die Sirenen schweigen. Marsch, aus dem Haus mit dir, Kater Jakob! Benimm dich um Himmels willen nicht schon so, als ob der Ernstfall bereits eingetreten wäre. Sonst tritt er noch.

Wir leben in einer Zeit grässlichster Möglichkeiten und fürchterlichster Wahrscheinlichkeiten. Ich werde den Konjunktiv aus meiner Grammatik streichen und mich bloss noch an die Gegenwartsform halten. Im Moment ist sie wenigstens relativ gefahrlos. Das heisst, es wäre natürlich gut möglich, dass bereits...

He da, Schluss damit! Da ist mir doch schon wieder so ein hochexplosiver Konjunktiv in die Tasten gerutscht. Leben wir lieber im Hier und Jetzt.

Solange man uns noch lässt.

Wie man Kühe hütet

Wer hat heute noch Gelegenheit, Kühe zu hüten? Und warum sollten wir auch? Wir sollten unbedingt! Denn das Kühehüten kann zu umwälzenden Erkenntnissen führen. Der Cowboy, den ich im Auge habe, war kein Profi auf diesem Gebiet, das Kühehüten ganz und gar nicht sein Job, aber er war Emigrant, es war Krieg und die Rindviehspezialisten Soldaten geworden. Also schickte man den fremden Gast aufs Land. Jeden Morgen musste er auf der Weide das Vieh zählen und dem Bauern berichten, ob die Herde noch vollständig war. Das fiel ihm auch nicht besonders schwer, denn er war von Beruf Wirtschaftswissenschaftler und Statistiker.

Aber ein alter Mann, der ihn beobachtete, schüttelte den Kopf: «Wenn du die Kühe alle Tage zählst, können sie nicht gedeihen», erklärte er ihm. Natürlich ärgerte das den Statistiker gewaltig, denn wie kann so was Wunderschönes wie Zählen etwas Schlechtes sein?

Doch bald darauf fehlte eines Morgens ein Tier. Als er es suchen ging, fand er es verendet unter einem Busch, und er erinnerte sich plötzlich wieder der Bemerkung des alten Mannes. Der Schluss aber, den er daraus zog, wurde zum Grundstein seiner späteren Theorien, die die Rückbesinnung auf das Mass und das Massvolle zum Thema haben. «Hätte ich doch lieber den Kühen in die Augen geschaut», sagte er sich damals, «statt sie nur zu zählen. Wahrscheinlich hätte ich erkannt, dass es um diese eine nicht gut stand, und ich hätte ihr vielleicht noch helfen können...» Die Geschichte kam mir in den Sinn, als ich gezählt werden sollte, um statistisch erfasst zu werden. Das Zählen, sollte man doch meinen, ist etwas ganz Genaues, Unverfälschbares. Statt dessen fühle ich mich plötzlich in ein Rindvieh verwandelt. Ich liege zwar nicht verendet unter irgendeinem Busch. Dafür hat mich die Statistik derart verändert, dass ich mich nicht mehr wiedererkenne. Ich bin nicht mehr Journalistin, sondern «Betriebsinhaberin». Die Zahlen liessen mir keine andere Wahl.

Seither verstehe ich erst, was der deutsche Schriftsteller Klaus Modick meinte, als er schrieb: «Die Postleitzahlen sind dabei, Heimat zu vernichten.» Es ist genau dasselbe wie mit den Kühen und den Betriebsinhabern.

Aber die Zahlen sind dabei, noch viel mehr zu vernichten. Der Käse ist kein Käse mehr, sondern ein Code. Die Lebensmittel können so hübsch verpackt sein, wie sie wollen: Irgendwo macht das schwarze Gitterwerk der modernen Zahlenfetischisten jedes Design zunichte. Doch das ist noch das harmloseste.

Wir haben alle längst unseren guten Namen verloren. Ohne Nummern wären wir unauffindbar und in unserer Existenz getilgt. Im Computer verendet.

Gefährlich wird es dort, wo wir die Nase nicht mehr in die Luft strecken, sondern bloss noch die in ihr enthaltenen Schadstoffe messen, oder wo wir die kranken Bäume zählen, um sie eines Tages fällen zu müssen.

Mit Zählen ist es nicht getan. Das war Schumachers grosse Erkenntnis beim Kühehüten. Vielleicht wär's darum ganz gut, gewisse Leute auf die Weide zu schicken, Kongresse unter Kühen abzuhalten oder wenigstens Workshops in angewandter Rindviehhaltung anzubieten. Vielleicht erhielte dann manche Nummer wieder Namen und Gesicht. Natürlich auch bei den Kühen. Sie haben nämlich wunderschöne Augen...

Noch von einem andern berühmten Wissenschaftler hab' ich stark den Verdacht, dass er mal Kühe gehütet hat: Konrad Lorenz. «Im Augenblick, in dem wir verstanden haben, dass Gefühle ebensogut Meldungen über äussere und innere Wirklichkeiten sind wie Messergebnisse, ändern sich unsere Anschauungen über die Beziehungen, die zwischen dem Wissbaren und dem Unergründlichen bestehen», schrieb er zum Beispiel in seinem letzten Buch «Der Abbau des Menschlichen».

Wem's auf der Weide momentan zu kalt ist, kann ja statt dessen die Werke von Carl Schumacher («Small is beautiful») und Konrald Lorenz lesen. Damit die Cowboys endlich die Welt erobern.

Macht Kinder zu Ameisen

Aufgefallen war es mir schon immer, aber bisher hatte ich es nur dem spezifisch helvetischen Erziehungsstil zugeschrieben: mit welcher Lust und Wonne hierzulande Kinder zu Arbeitseinsätzen abkommandiert werden. Sie reinigen die Wälder vom Abfall, putzen Bäche oder helfen den armen Bergbauern, die dicksten Steine aus den Äckerchen zu holen. Und immer hört man dann von den Eltern: Dabei lernen die Jungen wenigstens, was Arbeit ist, und sie erfahren, dass Komfort nicht selbstverständlich ist – selbstverständlich bleibt trotzdem alles beim alten. Weder bekommen die Bergbauern die höchsten Subventionen, noch bleiben die Wälder und Bäche hübsch sauber: Meist sorgen die Erwachsenen höchstpersönlich dafür, dass der ganze Dreck wieder hineingetragen wird. Denn viele benehmen sich sowieso wie verzogene Kinder, während ihre Kinder immer pflichtbewusster werden, um ihren unbelehrbaren Eltern wenigstens ein gutes Vorbild zu sein. Irgendwann mal galt das Umgekehrte, aber das muss schon lange her gewesen sein.

Heute weiss ich schon von Kindern, die aus Grauen vor den Tierfabriken nur strikt vegetarisch essen, während sich ihre Altvorderen ungerührt ein Schweinskotelett reinhauen. Andere bringen aus der Schule Tips für den Umweltschutz nach Hause, die die Eltern zur Weissglut treiben.

Als ich einem Fünfjährigen meine Igeljungfer Rebekka zeigte, geriet er ganz ausser sich: «Ich habe in meinem ganzen Leben noch nie einen Igel gesehen!» rief er geradezu verzweifelt über ein solch fürchterliches Versäumnis. Dabei wusste er bestens über Igel Bescheid: was sie fressen, wo sie wohnen und dass sie schwimmen können. Die Ökologen sind im Anmarsch – auch wenn sie erst in den Kindergarten gehen. Und vielleicht ist es tatsächlich angebracht, unsere ganze Hoffnung auf die biodynamischen Säuglinge zu setzen, die noch in der Wiege liegen.

Etwas Derartiges muss sich jedensfalls der deutsche Franz Schneider Verlag gedacht haben, als er die «Aktion Ameise» startete: zehn billig-bunte Bändchen mit praktischen Öko-Tips. Titel der Reihe: «Wir tun was» – und die da was tun sollen, sind in erster Linie die Kinder und Jugendlichen. Zu tun gibt's nämlich viel: «Für mehr Natur im Garten», »Für Frösche und Kröten», »Für die Igel», «Für unsere Singvögel», «Für Hecken und Feldgehölze», »Für den Wald», »Für unsere Fledermäuse», »Für Greifvögel und Eulen», »Für eine umweltbewusste Lebensweise» und so fort.

Gleichzeitig schimmert jedoch bei den Initianten unverhohlen die Angst vor zuviel Tatendrang durch. So muss, wer symbolisch und ohne Mitgliederbeitrag der «Aktion Ameise» beitritt, zehn Grundsätze unterschreiben, von denen vier dem Schutz der Erwachsenen vor ihrem übereifrigen Nachwuchs gelten: «Wir achten die Gesinnung, die Arbeit und den Besitz aller Mitmenschen. Wir achten die Gesetze und verabscheuen jede Gewaltanwendung gegen Menschen, deren Einrichtungen und Sachen», heisst es da vorsorglich. Und: «Wir wollen niemandem unsere Meinung aufdrängen.»

Was bleibt da noch? Richtig! Putzdienste anbieten, brav Fragen stellen, artig Vorschläge machen, lieb um Gesinnungsänderung bitten. Es ist ja schon grotesk, dass die Erwachsenen ihre Probleme ausgerechnet an den ohnmächtigsten Teil der Bevölkerung delegieren. Und klappt was nicht, weil Grund und Boden, auf dem die Natur stattfindet, nun mal nicht den Kindern gehört, haben sie das halt zu akzeptieren. Denn: «Wir können und wollen andere Menschen nicht an ihrer Entfaltung hindern. Aber wir können an ihrer Stelle darüber nachdenken.» Und: «Wir sollten nicht erwarten, dass sich alle

Menschen für Schmetterlinge und Amseln interessieren wie du und ich. Ein Motorradfan nimmt vor allem die Motorräder wahr, die an ihm vorbeifahren, nicht die Vögel, die auch in seiner Nähe herumfliegen. Das ist völlig in Ordnung.»

Es ist alles völlig in Ordnung – wenn die Kinder hin und wieder Ordnung machen.

Umweltzerstörung:
Der tägliche Weltuntergang

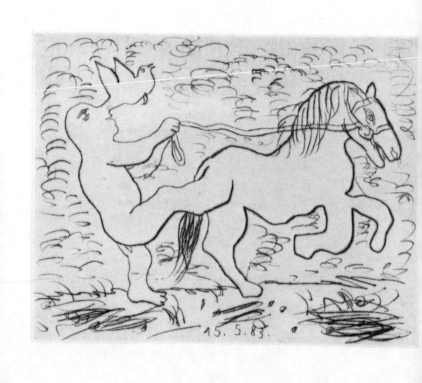

Rote Blätter im Sommer

Es sieht fast so aus, als wäre es tatsächlich Sommer. Die Sonne heizt auf, so gut sie kann, setzt die coolen Schweizer, die das Jahr hindurch auf Eis liegen oder höchstens auf Sparflamme köcheln, unter Volldampf. Sacht rötet sich Haut, wirft Blasen, verfärbt sich bräunlich. Und die Mienen hellen sich gewaltig auf: Südimport – eine völlig veränderte Lebensart macht sich breit. Helvetische Tugenden schmelzen in der Hitze. Fleiss und Nüchternheit gehen baden.

Statt dessen werden Tische unter Bäumen aufgestellt. Ungeheure Rauchwolken, die vom Grill aufsteigen, reizen gar köstlich die Lungen und vernebeln die Sicht aufs Gegenüber: Steinzeit-Idylle. Es zischt und brutzelt, während männlich verklärt an Gläsern mit kühlem Weisswein nippt. Auch die Geflügelten haben Durst und zapfen einen frohgemut an. Prost.

Ferienbeginn: Die Hälfte der Bevölkerung steckt in irgendeinem Stau fest. In Abgasen geräuchertes Büchsenfutter. Lassen sich irgendwo im Ausland fertig rösten. Swiss-Export.

Und das Barometer steigt immer noch. Auf Grade, die man längst nicht mehr für möglich hielt. Schweiss bricht aus – ganz ohne jede Anstrengung. Ja, die ersten schimpfen sogar schon wieder auf das penetrante Sommerwetter, wo man doch sonst immer nur das Gejammer über den ewigen Regen hört. Himmlisch.

Es ist Sommer. Eine ganz rare Sache. Von allen Jahreszeiten die nötigste und kürzeste. Denn meistens straft der Himmel den Kalender Lügen. Ein halbverbranntes Hühnerbein zwischen den Zähnen, lehne ich mich selig zurück, gucke verträumt in das Laubwerk über mir – und erstarre vor Schreck. Was sehe ich da! Dieser Ahorn hat ja schon ein rotes Blatt! Das kann er doch wirklich nicht bringen. Wir haben ja kaum Mitte Juli! Das Farbprogramm steht doch erst im Oktober an?

Mei! Dort hat er ja noch ein rotes Blatt! Und da sind welche gelb. Bei dem tick's wohl nicht mehr richtig? Oder ist er vielleicht krank? Aber er ist doch keine Fichte. Auch keine Tanne. Und doch...

Ahnungsvoll richte ich mich auf, schaue mich um. Dort drüben der Baum verfärbt sich auch schon, und im Gebüsch rollt ein Strauch so merkwürdig die Blätter ein. Plötzlich erinnere ich mich auch, dass die Heckenrosen schon Anfang Juni seltsam weissgelbe Blätter hatten. Nicht alle. Manche sind auch jetzt noch hübsch grün. Aber stellenweise sehen sie aus wie vom Gilb befallen.

Ist das normal? Ist es bloss eine Generalprobe für die Farbsinfonie im Herbst? Und was ist, wenn es nicht normal ist? Heisst das, dass die Natur womöglich den Sommer abschafft? Ausgerechnet die Jahreszeit, die wir am meisten brauchen, um Kräfte für die vielen kalten Monate zu tanken?

Kritisch betrachte ich Bäume und Sträucher, guck' meinem sattgrünen Holunder ins Innerste: gelb. Überlege, ob letztes Jahr der grosse rote Mohn auch so blitzschnell verdorrte und was wohl die seltsamen weissen Flecken an den Bartnelken bedeuten.

An zuviel Trockenheit kann's ja nicht liegen. Geregnet hat's wirklich genug. Und von Freund Borki und anderen Mieslingen ist auch nichts zu sehen. Aber irgendein Experte weiss mir sicher guten Rat. Zu irgendwelchen Beunruhigungen ist ja ohnehin nie Anlass.

Trotzdem schau' ich ein bisschen belämmert in mein Glas, stell' mir vor, wie das sein wird, wenn der Frühling nahtlos in den Herbst übergeht und im Sommer das grosse Welken herrscht.

Die sozialen Auswirkungen wären nicht auszudenken. Überall gingen die Renditen zurück, weil die Regenerationskräfte des Sommers fehlten. Ein grämliches Volk würde noch grämlicher, keinerlei Aufhellungen in den Mienen wären mehr zu verzeichnen. Depressionsbedingte Arbeitsausfälle stiegen ins Unermessliche. Die Leute müssten zumindest in immer fernere Länder verfrachtet werden.

Aber was schreib' ich da? Das ist doch völlig unwahrscheinlich! Dumme Gedanken – ausgelöst von einem roten Blatt im Laubwerk über mir.

Der Preis des Lebens

Heutzutage gilt es als hohe Tugend, möglichst immer sachlich zu bleiben. Es handelt sich dabei um eine moderne Version spartanischer Askese, die weder Jauchzer noch Tränen, Betroffenheit oder Anteilnahme zulässt. Bis man seiner Emotionen völlig Herr geworden ist, muss man allerdings jahrzehntelang trainieren. Denn kühle Sachlichkeit erfordert eine harte Zucht und schmeckt ungefähr so wie die Nulldiät – nämlich nach gar nichts mehr.

Besonders Männer legen auffallend grossen Wert auf diese merkwürdige Eigenschaft. Manche von ihnen haben sich schon selbst derart versachlicht, dass sie geradezu unmenschlich wirken. Nicht dass sie bösartig wären! Keine Spur! Sie sind nur immer voll und ganz bei der Sache.

Diese Sachlichkeit aber hat groteske Auswirkungen. Denn sie verwandelt die Welt in einen Haufen Sch... nein, ich will sachlich bleiben: Sie verwandelt die Welt in einen Haufen Sachwerte, die sich alle in Rappen und Franken aufrechnen lassen. Aber eigentlich ist das ja dasselbe: Denn Geld symbolisiert nach Freud genau das, was ich so diskret mit drei Pünktchen unausgesprochen liess.

Praktisch geht das so: Mein Blick schweift ins Grüne (wohin denn sonst?). Rechts von mir hängen dreitausend Stutz und flattern sacht im Wind. Gradaus faulen gut und gern fünfzehntausend Mille im sauren Regen. Angesichts der nahen Autostrasse könnten's sogar zwanzigtausend sein. Denn Stadtnähe, Industrie und andere lebenserschwerende Umstände wirken wertsteigernd.

Es sind notabene sehr unstabile Werte: veränderlich und sogar konkursanfällig. Es ist eigentlich unverantwortlich, sie einfach so im Freien herumstehen zu lassen. Aber genau das wird getan!

Darum kann man dann in der Zeitung lesen: «Sterbende Stadtbäume kosten uns Millionen.» Das ist eine der Schlagzeilen, die man langsam auf der Zunge zergehen und ins Gemüt sinken lassen muss.

Der Titel ist natürlich nicht bös gemeint. Er ist nur absolut sachlich. Denn worum geht es uns denn? Doch um unsere Steuergelder! Ich zahl' ja drauf, wenn so ein Baum einfach umsteht! Und man sieht ihm auch ganz anders ins Geäst, wenn man weiss, welche Werte er verkörpert. Bei einer Eiche sind es 27 000 Franken, bei einer Rosskastanie 12 000, bei einer Weisstanne 21 000, bei einer Linde 15 000. Voraussetzung ist allerdings, dass sie einen Stammumfang von 1,5 Metern erreichen. Denn je älter und grösser ein Baum wird, um so mehr Franken hängen an seinen Zweigen.

Nur mit dem Älterwerden hapert's zur Zeit. Hatten Bäume einst eine bedeutend höhere Lebenserwartung als der Mensch, so ist es jetzt genau umgekehrt. Mehr als vierzig wird einer im Durchschnitt in der Stadt nicht. Also ich meine jetzt die Bäume – nicht die Menschen.

Und genau diese rapide erhöhte Sterblichkeit macht sie ja so ungeheuer wertvoll. Wenn da haufenweise Hundertjährige herumstünden, wären sie keinen Rappen wert. Ist ja auch bei den Menschen so. Ihr reiner Materialwert ist ein Nichts. Seltsamerweise legt man bei unsereinem vorläufig noch auf anderes Wert. Rein sachlich betrachtet ist das eigentlich falsch.

Aber selbst Sachbearbeiter sind in dieser Beziehung nicht immer konsequent. Zum Beispiel weigern sich die Versicherungen, für den vollen Preis tödlich verunfallter Bäume aufzukommen. Sie behaupten glatt, ihr eigentlicher Wert sei nicht zu bezahlen.

Das hatte ich bisher ja auch immer geglaubt. Aber dann kam die Vereinigung Schweizerischer Gartenbauämter und rechnete minuziös Schönheit, Poesie und andere seelenwärmende Eigenschaften in Rappen und Franken um. Offenbar ist das auch nötig, denn anders kann man sich nicht mehr miteinander verständigen.

«Die Umarmung eines Baumes, während der Wind in den Wipfeln spielt, ist der beste Kirchgang, das stärkste Gebet», schrieb Ernst Jünger.

Bleibt nur zu hoffen, dass er eine Eiche erwischt hat. Aber was weiss ein Dichter schon von ewigen Werten...

Vom Umgang mit Bäumen

Wenn man nach Zürich reinfährt, bieten die Bäume am Strassenrand ein buntes Bild. Aber nicht der Herbst brachte die Farbe ins grüne Allerlei, sondern das Gartenbauamt und der Naturschutzbund. In einer gemeinsamen Aktion verpassten sie ihren Schützlingen schicke Papiermanschetten in zeitgemässem Grün, Gelb, Orange und Rot, auf denen der Gesundheitszustand der strammen Strassenwärter abzulesen ist: «Dieser Baum ist krank», «dieser Baum ist absterbend», »dieser Baum ist tot» und hin und wieder auch «dieser Baum ist gesund».

Man fährt und liest und fährt und liest. Beim Lustwandeln auf der Bahnhofstrasse drängen sich die bunten Slogans erneut ins Blickfeld: «Dieser Baum ist...»

Ja hab' ich denn keine Augen im Kopf? Ich brauch' doch nur raufzusehn ins noch vorhandene oder schon fehlende Blattwerk und weiss, woran ich bin, beziehungsweise woran mein Gegenüber ist. Die Diagnose steht allerdings nicht auf den Baumbauchbinden. Man will ja nicht «einseitig» jemandem die Schuld in die Schuhe schieben. Darum darf sie jeder getrost an seinen Nachbarn weitergeben. An die Autos, die die Bäume rammen. An die Hunde, die ihren subversiven Teil beitragen. Und natürlich ans Wetter. Das Wetter verhält sich nämlich fast immer völlig falsch und schädigt die Umwelt, wo es kann.

Schadstoffimmissionen? Nicht doch. Man macht ja nicht einfach jede Mode mit. Denn mit dem Bürger muss man sanft umgehen: diskret seinen Blick ins fehlende Grün lenken und höflich darauf hinweisen, dass die Natur naturgemäss nichts

Dürres vorgesehen hat und dass es zum Welken eigentlich noch viel zu früh ist...

Einst, in den beinharten Vorzeiten grausamster Barbarei hatte wahrhaft Gräuliches zu gewärtigen, wer einen Baum verletzte. Man schnitt ihm den Nabel heraus, nagelte denselben auf die geschändete Stelle und jagte dann den Frevler so lange um sein Opfer herum, bis sich alle seine Eingeweide als Wundverband um den Stamm gewickelt hatten.

Nicht dass ich es jetzt mit den alten Germanen halten und an jedem zweiten Baum einen aufgewickelten Umweltverschmutzer sehen wollte! Ich möchte mit diesem Beispiel nur ebenso diskret wie das Zürcher Gartenbauamt auf unsere veränderten Wertvorstellungen hinweisen. Brach früher das Volk auf dem Forum Romanum noch in lautes Aufheulen aus, wenn auch nur ein einziges Blatt vorzeitig vergilbte, muss man es heute den Leuten erst schriftlich geben, bevor sie auch nur eine Veränderung bemerken. Die Römer glaubten, es ginge ihnen selber an den Kragen, wenn in der Natur Ungewöhnliches vorging. Unsereiner glaubt immer noch, es gehe uns nichts an, wenn Bäume zugrunde gehen.

Immerhin scheint eine Wende in Sicht: Zahlreiche Neuerscheinungen signalisieren ein wachsendes Interesse an den Bäumen. Und wie immer ist der Richtungswechsel radikal: «Die ursprünglichste Art und Weise, einen Baum aufzusuchen, wird dadurch geäussert, indem ohne Schuhe und Socken, wenn möglich mit freiem Oberkörper oder ganz nackt, auf den Baum zugegangen wird. Die Fussspitzen berühren den Stamm, und die Arme umfassen den Baum», heisst es in der »Baum-Heilkunde«* von René-Anton Strassmann. »Wichtig dabei ist allein, dass man sich wohl fühlt, das heisst auch, dass man sich nicht beobachtet fühlt und so frei wie möglich ist.»

Leicht gesagt! Ich glaub' kaum, dass ich lange unbeobachtet bliebe, wenn ich auf der Bahnhofstrasse splitterblutt einen Baum umärmelte...

* René-Anton Strassmann: Baum-Heilkunde. Renatus Verlagsgenossenschaft

Da beschränke ich mich doch lieber auf Konversation und red' den Birken gut zu. Natürlich im stolzen Bewusstsein, damit eine unübersehbare Freundesschar gewonnen zu haben. Denn wer einem Baum seine Zuneigung schenkt, tritt damit automatisch mit allen Angehörigen seiner Gattung in Verbindung. Poetischer Mumpitz? Wer weiss. Denn manchmal, in der Stadt, reisst es mir plötzlich den Kopf nach einer Seite: Dann steht dort eine Birke und winkt...

Exorzismus des Putzteufels

Nachdem sich die Natur wieder wundersam beseelt und allenthalben Feen und Elfen gesichtet werden, ist es nur logisch, dass auch ihre düsteren Genossen, die Teufel und Dämonen, wieder im Anmarsch sind. Und wo sie auftauchen, sind auch die Exorzisten nicht weit: Sieben tapfere US-Bürger, die heroisch den Kampf gegen das üble Gelichter aufnahmen, verteilten vor dem amerikanischen Waschmittelkonzern Procter & Gamble Flugblätter, auf denen sie ihre ahnungslosen Mitbürger vor den teuflischen Praktiken dieser Firma warnten. Der Konzern, behaupteten sie, betreibe einen Satanskult.

Das war mir eigentlich schon immer klar und gilt mit Sicherheit auch für alle anderen Waschmittelkonzerne auf der Welt. Man muss nur mal in das Gesicht einer dieser putzwütigen Hausfrauen gesehen haben, dann weiss man sofort, dass sie zweifellos verhext ist. Oder dann dieses irre Leuchten in den Augen jener Männer, die ganze Samstagnachmittage lang hingebungsvoll ihre Autos einseifen: von Dämonen getrieben. Anders ist es nicht zu erklären.

Trotzdem sind die amerikanischen Teufelsaustreiber leider im Unrecht. Sie sichteten den Höllenpfuhl nämlich lediglich im Firmenemblem – einem Kreis, der einen Mann im Mond und ein Feld mit dreizehn Sternen umschliesst. Es ist doch wirklich naiv anzunehmen, der Putzteufel gebe sich mit ein bisschen Papier-Symbolik zufrieden, wenn ihm gleichzeitig der köstliche Duft von Tonnen von Waschpulver in die Nase steigt. Was ein rechter Putzteufel ist, der will putzen. Und damit basta. Die Folgen können dann allerdings höllisch sein und der Exorzismus im nachhinein vielleicht schwieriger, als man sich das vorgestellt hat...

Nun gab's ja den Putzteufel schon immer. Man muss nur nicht meinen, unsere Ahnen seien nicht vom Schrubben und Scheuern besessen gewesen. Merkwürdig ist bloss, dass – laut Statistik – der Verbrauch an chemischen Hilfsmitteln ständig ansteigt, obwohl sie doch immer verbessert werden. Je stärker und wirksamer sie sind, desto mehr braucht man davon. Das Waschpulver allein genügt längst nicht mehr: Man muss noch irgendein Mittelchen zusetzen, damit das alchemistische Werk wirklich gelingt. Wenn dann dank unserem Sauberkeitsfimmel die Umweltverschmutzung zunimmt, lacht sich der Teufel ins Fäustchen...

Unser Haushalt hat sich längst in eine chemische Fabrik verwandelt, in der wir ahnungslos mit Substanzen jonglieren, die jeden Laboranten erschauern lassen würden. Übertrieben? Laut Rainer Griesshammers «Öko-Knigge» stirbt ein Fisch in einer Badewanne innert hundert Stunden, wenn dem Wasser auch nur ein einziger Tropfen Spülmittel beigegeben wurde. Ein anderes (in demselben Buch gefundenes) Beispiel stammt aus einem Fachblatt für Ärzte, das von Patienten berichtete, denen beim Umgang mit Abfluss- und Sanitätsreinigern sämtliche Haare ausfielen: Als Dreingabe zum blitzsauberen Klo erhielten sie noch eine blitzblank polierte Glatze.

Aber ich will die Saubermänner nicht dämonisieren: Wir sind selber die Zauberlehrlinge, die den chemischen Besen nicht mehr in die Ecke stellen können. Mit der Teufelsaustreibung sollten Putzwütige bei sich selber beginnen, indem sie den Umgang mit all den magischen Mitteln neu überdenken. Denn allzu strahlendes Weiss zieht offenbar Dämonen an, deren wir uns erst hinterher bewusst werden.

Jener amerikanische Waschmittelkonzern brachte die sieben Teufelsaustreiber vor Gericht und fahndet nun fieberhaft nach den Drahtziehern der Aktion. Könnte ja sein, dass es sich um eine ganz schmutzige Angelegenheit handelt und womöglich eine Konkurrenzfirma dahintersteckt. Aber sie waschen natürlich alle ihre Hände in Unschuld beziehungsweise im eigenen Waschpulver. Und natürlich haben sie auch alle eine saubere Weste...

Aber das ist es ja eben! Wir müssen endlich den armen Gilb rehabilitieren und den Grauschleier ehren, damit wir die Welt von unserem Dreck verschonen. Der Exorzismus – hol's der Teufel! – beginnt im Putzschrank.

Abfall in die Ohren

Bisher hielt ich die beiden Installationen, die links und rechts an meinem Kopf befestigt sind, für Ohren: dazu da, Töne zu vernehmen, Botschaften zu empfangen, Akustisches einzuspeisen. Doch das Wort «speisen» ist in einem derart undelikaten Zusammenhang eine Blasphemie. Denn in Wirklichkeit hängen mir links und rechts zwei Ochsnerkübel am Kopf, in die Tag und Nacht Abfall geschüttet wird. Und im Gegensatz zu meinen Augen, die ich hin und wieder vor der Hässlichkeit dieser Welt verschliessen kann, neigen meine Ohren naturgemäss zur Hörigkeit: immer offen – selbst für das Unzumutbarste.

Und unzumutbar ist das meiste, was ihnen heute geboten wird: Meine Schreibmaschine summt in einem knochenvibrierenden widerwärtigen Ton. Kaum schlage ich eine Taste an, hämmert sie rachsüchtig zurück: jeder Satz ein Knalleffekt. Nach einigen Stunden ohrenbetäubenden Stakkatos wenden sich die Tulpen in der Vase tief erschüttert ab. Sie mögen – Untersuchungen haben es erwiesen – lieber meditative indische Musik oder Werke von Bach. Meine Schreibmaschine aber hat sich metallisch hartem Rock verschrieben. Nach kurzer Zeit sind die Tulpen hinüber.

Und mein rockender Textverarbeiter ist ja keine Ausnahme. Noch schlimmer tut der Staubsauger. Wenn er an die Arbeit muss, heult er vor Wut. Ich glaube, insgeheim hält er sich für einen Presslufthammer. Und dann erst die elektrische Kaffeemühle! Ihr durchdringendes Gekreisch lässt die Zahnplomben tanzen!

Auch draussen vor der Tür ist die Hölle los: Zwar gibt es längst ein Verfahren, Automotoren so einzupacken, dass sie bloss noch lieb vor sich hinsummen, aber die Leute mögen nur Brummis. Und Motorräder liessen sich gar nicht mehr verkaufen, wenn ihr Lärmpegel heruntergeschraubt würde. Sagen die Verkäufer. Aber vielleicht verhält es sich da ähnlich wie mit den Metzgern, die immer behaupten, die Kundschaft wolle bloss weisses Kalbfleisch: ein Mythos, der einen zweckdienlichen Sachzwang inthronisiert.

«Nicht der Müll und all die anderen Abfälle, welche auf die wie Aussatz wachsenden Schutthalden in den Weichbildern unserer Städte und Dörfer gekippt werden, bilden das grösste Abfallproblem unserer Zivilisation, sondern Lärm», behauptet der deutsche Jazz-Papst Joachim-Ernst Berendt in seinem Buch «Das dritte Ohr» (Rowohlt). Mehr als ein Drittel aller Berufskrankheiten, schreibt Berendt, werden durch Lärm verursacht: «Lärm ist damit der gefährlichste Krankheitserreger in der Berufswelt.» Diagnose: Die Lärmverschmutzung vergiftet das Gehör.

Aber niemand stört sich daran. Wenn der Krach der Militärflieger in Form von verfaulten Bananenschalen auf die Erde regnen würde, ständen sicher ein paar Kompanien Soldaten mit den modernsten Erzeugnissen des Abfuhrwesens bereit. So aber überlassen wir die Abfuhr unseren Ohren. Wenn's stinkt, rümpfen wir die Nase. Über ein fortgeworfenes Papierfetzchen geraten Schweizer leicht in Hysterie. Nur in den Ohren kennen wir keine Hygiene: Da sind wir lauter Schmuddelkinder, die sich im Dreck am wohlsten fühlen.

Berendt: «Um den Lärm kümmert sich niemand. Deshalb wächst er und wächst und wächst, bis wir am Ende überhaupt nichts mehr hören.»

Die Hörgeschädigten nehmen rapide zu. Auch schon in jungen Jahren. Aber die Eltern empören sich nur dann, wenn sich die Kinder den Walkman über die dekadenten Lauscherchen stülpen: Den Schmalz in den eigenen Ohren spüren sie gar nicht mehr. Wenn der Haartrockner dröhnt, die metallenen Einkaufswägelchen knallen, die Kassen scheppern, die schrille Klingel die Schüler zum Lernen abkommandiert und die Rasenmäher auf Hochtouren die Gräser köpfen: Es ist uns alles Musik in den Ohren.

Nur für die Musik der Natur sind uns die Ohren verstopft: Kein Bach vermag mehr gegen den Verkehrsfluss anzurauschen, kein Vogelgezwitscher mehr zu uns durchzudringen...

Die Welt ist im lauten Getöse untergegangen.

Völlig unbemerkt.

Schrecklicher Freudentaumel

Als am 16. Juli 1945 in der Wüste von New Mexico die erste Atombombe gezündet wurde, gerieten die beteiligten Wissenschaftler in einen ungeheuren Freudentaumel. Die meisten von ihnen hatten sogar inbrünstig für das Gelingen dieses Versuchs gebetet. Für die Verwendung ihres makabren Erzeugnisses fühlten sie sich nicht mehr verantwortlich.

Als Jahrzehnte später die USA den vietnamesischen Dschungel entlaubten, unternahm ein amerikanischer Botaniker mehrere Selbstmordversuche. Er hatte den Einfluss einer bestimmten Substanz auf den Blattfall und die Fruchtreife von Pflanzen erforscht. Dank den Ergebnissen seiner Arbeit wurde später ein Mittel entwickelt, mit dem Baumwolle entblättert werden konnte, was die Ernte erheblich erleichterte. Doch noch später wurde daraus die chemische Keule, die in Vietnam rigoros zum Einsatz gelangte. Der Botaniker fühlte sich daran mitschuldig, obwohl die Folgen seiner Forschung nicht voraussehbar waren.

Die Diskrepanz könnte nicht grösser sein: Auf der einen Seite die naive Fröhlichkeit der «wertfreien» Bombenkonstrukteure und auf der anderen die hohe Ethik eines verantwortungsbewussten Wissenschaftlers.

Doch diese Ethik galt lange Zeit als blosse Sentimentalität. Denn wissenschaftliche Forschung war ja ohnehin jenseits von Gut und Böse. Doch je unschuldiger sich die Forscher fühlten, um so schuldiger wurden sie an der Umweltzerstörung. Nur: Wo humane Werte von vornherein ausgeklammert werden, kann es logischerweise auch keine moralische Wertung geben.

Deshalb mag zum Beispiel Hoimar von Ditfurth, der der armen Menschheit in seinem neuen Bestseller keinerlei Überlebenschancen mehr einräumt, vornehmerweise niemandem die Schuld an diesem Desaster in die Schuhe schieben.

Zwar findet er die Freudentänze der Atomphysiker in der Wüste von New Mexico durchaus makaber: «Denn die Intelligenz all dieser klugen Männer hätte auch dazu ausgereicht, sie erkennen zu lassen, dass ein ‹Misserfolg› alles in allem bei weitem vorzuziehen wäre.» Und trotzdem hat er grosses Verständnis für die jubelnden Mannen: «Es gehört zu den unbestreitbar gemeingefährlichen Seiten unserer Veranlagung, dass in einem solchen Augenblick unser Selbstgefühl höher rangiert als jede erdenklich zukünftige Konsequenz – und handele es sich dabei um das Überleben der Menschheit. Es mag erschreckend sein, sich darüber klarzuwerden. Aber so ist es nun einmal. Niemand von uns hätte in der gleichen Lage anders reagiert.»

Da bin ich wirklich furchtbar erschrocken. Wenn ich mir vorstelle, dass ich für mein Selbstgefühl bedenkenlos die Menschheit zum Teufel jage, wird mir wirklich vor mir angst. Vor allem, weil ich ja selbst ein Mitglied dieser Menschheit bin und daher von mir selber auch zum Teufel gejagt würde. Aber offenbar steht das für einen Wissenschaftler nicht zur Diskussion. Ditfurth: «Der Mensch besteht eben nicht aus Intelligenz allein. Und daher gewannen in dem entscheidenden Augenblick Erleichterung und Begeisterung darüber die Oberhand, dass einem eine gewaltige Blamage erspart blieb, dass man nicht zur Rechenschaft gezogen werden konnte für die mehrjährige ‹sinnlose› Vergeudung von kriegswichtigem Material, Arbeitskraft und mehreren Milliarden Dollar. Und nicht zuletzt die Erleichterung darüber, dass man als Wissenschaftler sein ‹Gesicht› gewahrt hatte, dass man davor sicher sein konnte, ausser mit Vorwürfen auch noch mit Hohn und Spott überschüttet zu werden.»

Was für zartbesaitete Menschen diese Wissenschaftler sind! Lieber töten sie Millionen, als dass sie ihr Gesicht verlieren!

Feinfühlig wie er ist, verschweigt Ditfurth darum auch den Namen eines Nobelpreisträgers, der die Vernichtung der Wälder bloss als «sentimentalen Verlust» einstuft. Er will mit dieser Äusserung «eines weit überdurchschnittlich klugen und gebildeten Zeitgenossen» bloss unsere ökologische Ahnungslosigkeit aufzeigen. Ich aber weiss nicht mehr: Was ist eigentlich Intelligenz?

Kreischende Rädchen

Vermutlich war er nicht besonders sensibel. Und auch sein Wahrnehmungsvermögen kann kaum sehr stark ausgebildet gewesen sein. Dafür verpasste er den Nachgeborenen ein handfest gezimmertes Weltbild, das derart stabil ist, dass sich viele bis heute daran festklammern: Väterchen Descartes, der schon vor über dreihundert Jahren das Zeitliche segnete, war nämlich einer der ersten, die rigoros für Ordnung sorgten. Angesichts der Unüberblickbarkeit unserer Umwelt samt ihres chaotischen Inhalts montierte er sich zwei Scheuklappen, um sich voll auf den von ihm gewählten Ausschnitt konzentrieren zu können. Dann griff er zum Besen und wischte alles aus seinem Blickfeld, was nicht hineinpasste.

Doch letztlich demontierte er damit sich selbst. Er amputierte der Wissenschaft Empfinden und Gefühle, denn das waren unberechenbare Grössen, vergleichbar optischen Täuschungen, denen man zu misstrauen hatte. Mit anderen Worten: Er «objektivierte» seine Sichtweise, und so verwandelte sich die Welt wundersam in eine gut geölte Maschine, in der ein Rädchen folgerichtig in das andere griff. «Ich sehe keinerlei Unterschiede zwischen Maschinen, die von Handwerkern hergestellt wurden, und den Körpern, die allein die Natur zusammengesetzt hat», erklärte der grossen Weltenmechaniker. Seither sind wir alle bloss Rädchen im Getriebe und werden entsprechend gefühllos behandelt.

Aber während wir Menschen unser inneres Getriebe doch manchmal schmerzlich spüren, wovon sich Descartes am eigenen Leib überzeugt haben dürfte, glaubte er, dass die Tiere keinerlei Schmerzen empfinden. Ihre Schreie, meinte er, bedeuteten nicht mehr als das Quietschen eines Rades. Und wer jetzt baff den Kopf schüttelt, kann ihn gleich weiterschütteln. Denn jeder, der mal ein Haustier gehalten hat, ist fest davon überzeugt, dass auch Vierbeiner Gefühle haben. Gefühle der Zuneigung, der Abneigung, der Freude, der Angst, des Wohlbehagens. Man braucht ja auch bloss hinzusehen, um das klar zu erkennen. Doch gewisse Wissenschaftler trauen ihren Augen auch heute noch nicht: Sie objektivieren nach wie vor alle Verhaltensäusserungen der Tierwelt und behaupten, damit jede «Vermenschlichung» zu vermeiden, ohne zu merken, dass sie darüber selber unmenschlich werden.

Zwar wird mittlerweile niemand mehr behaupten, dass Tiere keine Schmerzen empfinden, aber die Fragestellung hat sich damit bloss auf eine andere Ebene verlagert. Denn jetzt überlegt man statt dessen, ob Schmerzen für Tiere dasselbe «bedeuten» wie für Menschen. «Das Problem ist, dass wir unsere menschlichen Vorstellungen vom Wohlsein des Hundes haben», formulierte dies stellvertretend für viele Gleichgesinnte Rolf Zinkernagel, Professor für experimentelle Pathologie an der Uni Zürich, in einem kontroversen Gespräch mit Nationalrat Arnold Müller über die Anti-Vivisektion-Initiative («Tages-Anzeiger» vom 13.11.85). «Den Hund», setzte der Professor noch erklärend hinzu, «können wir nicht fragen.»

Wir können den Hund nicht fragen. Das stimmt. Wir können nur versuchen, uns in ihn einzufühlen. Aber das ist in der Wissenschaft streng verboten. Und genau darum macht mir die Vivisektion angst. Denn Forscher, die in ihren «Objekten» leidende und empfindende Mitgeschöpfe zu erkennen vermöchten, würden vermutlich (oder hoffentlich) die Verantwortung für ein Experiment nicht auf die leichte Schulter nehmen. Man könnte ihnen vertrauen. Denn sie würden immer wissen, was sie sich zu tun anschickten.

Die heutigen Vivi-Sektierer aber scheinen keineswegs zu wissen, was sie tun, weil sie es gar nicht so genau wissen wollen. Sie können das, was für alle anderen Menschen offensichtlich auf der Hand liegt, nicht mehr erkennen. Sie sind blind für das, was alle anderen sehen.

Und jetzt frage ich mich natürlich: Ist dann wohl den Bildern zu trauen, die diese Blinden zu erkennen glauben? Wie steht es mit den Ergebnissen einer Forschung, die derart Wesentliches ausklammert?

Gärtner als Borkenkäfer

Jeden Frühling brechen sie wie Heuschreckenschwärme über die Siedlung herein, in der ich wohne. Bäume und Büsche sind dicht besetzt von ihnen, und wenn sie dann endlich weiterziehen, ist alles ratzekahl, die Bäume verstümmelt, die Büsche sämtlicher Knospen beraubt. Es ist zum Heulen. Die Mieter zeigen einander traurig die Stümpfe, die übriggeblieben sind: Da hätte der Jasmin geblüht, dort die Forsythie. Jetzt ist wieder nichts damit. Und die Bäume schaut man lieber gar nicht mehr an, weil sie aussehen wie deutsche Trümmerstädte nach dem Zweiten Weltkrieg. Nächstes Jahr aber, wenn sich alles endlich wieder von dem Kahlschlag erholt haben wird, werden sie wieder kommen und wie Heuschreckenschwärme über Bäume und Büsche herfallen. In der Siedlung, in der ich wohne, gibt's keinen Frühling mehr.

Schädlinge könnten niemals einen so grossen Schaden anrichten. Es sind wie immer Menschen, die in dieser Beziehung alle Rekorde brechen. Vandalen? Sadisten? Kriminelle? Nein. Es sind Gärtner. Das heisst: Gärtner ist wohl keiner von ihnen. Sie sind bloss Angestellte einer grossen Gartenbaufirma. Sie werden in die Bäume gesetzt wie Borkenkäfer, und dann sägen sie halt, bis Feierabend ist. Und sie sägen genau die Anzahl Tage hindurch, für die sie aufgeboten wurden. Ob es Bäume oder Büsche nötig haben oder nicht. Unsere Bäume und Büsche haben es nicht. Sie hätten dringend eine Pause nötig. Statt dessen werden sie zu Tode beschnitten.

Ich huldige nicht etwa einer falschen Sentimentalität. Ich weiss sehr genau, dass das Zurückstutzen hin und wieder nötig ist und dass damit sogar das Wachstum gefördert wird. Aber die Radikalität, mit der bei uns und andernorts zurückgeschnitten wird, hat nichts mehr mit Hege und Pflege zu tun, sondern nur noch mit Verstümmelung. Wird das nur lang genug betrieben, kommen die Gartenbaufirmen nicht nur zu regelmässigen Mehreinnahmen, sondern darüber hinaus schneller zum Auftrag, neue Pflanzen zu setzen.

Und dieser raffgierige Borkenkäfervirus der Gärtnerinnung ist längst allgemein verbreitet. Irgendwelche Liegenschaftenbesitzer geben irgendwelchen Gartenbaufirmen einen Dauerauftrag – so wie man Bürohäuser putzen lässt, ob sie nun dreckig sind oder nicht. Die Putzmannschaft rückt jeden Abend an und staubsaugt die tadellos sauberen Spannteppiche. Mit dem kleinen, aber entscheidenden Unterschied, dass die Hygiene, die für die Grünflächen abonniert wird, nicht dem Staub, sondern dem Blühen den Garaus macht. Eliminiert werden mitleidlos alle Farben – bis auf das Grün. Die Besitzer sehen ohnehin nicht, was geschieht, und die Mieter trauen sich nicht aufzumucken, weil sie froh sein müssen, eine Wohnung zu haben. Aber das Geld? Welcher Liegenschaftenbesitzer gibt schon freiwillig für den Unterhalt seiner Pfründe zuviel aus? Alle drei oder vier Jahre Bäume und Büsche schneiden zu lassen käme doch bestimmt viel billiger? Pustekuchen! Kommt es nicht! Es kommt sogar erheblich teurer! Das ist der grosse Trick der Borkenkäfer.

Ich aber versteh' nur eines nicht: die Einstellung der Gärtner zu ihrem Beruf. Ich versteh' auch die Einstellung der Weinbauern, die ihren Wein vergiften, nicht. Mögen sie ihr Produkt gar nicht? Hassen sie den Wein? Und mögen die Gärtner vielleicht die Pflanzen gar nicht? Mögen sie nur das Geld? Ist das, was man tut, im Grunde völlig unwichtig, und ist nur wichtig, was man damit verdient?

Wahrscheinlich nagt da wirklich der Borkenkäfer: Um Geld zu verdienen, muss man einfach genau das Gegenteil dessen tun, was der Beruf eigentlich erfordert. So werden die einen Giftmischer, die anderen Landschaftszerstörer, die dritten Architekten, und natürlich gibt's in dieser Kategorie auch Journalisten. Der Borkenkäfer lebt gar nicht im Wald. Er wird am völlig falschen Ort ausgerottet. Aber auch das entspricht ja haargenau meiner Borkenkäfer-Theorie...

Vor meinem Fenster wird der Frühling auf Lastwagen geladen und davongefahren: Jahreszeiten als Sperrmüll mit Entsorgung im Abonnement.

Strahlende Frühlingstage

Sacht rötet sich die Haut. Den ersten Sonnenbrand hab' ich sonst immer jubelnd begrüsst. Jetzt bin ich mir nicht mehr so sicher, ob ich mich freuen soll. Wer weiss, was sich mir da ausser Sonnenstrahlen sonst noch eingebrannt hat. Misstrauisch beobachte ich eine Schnecke, die sich nicht an den Schatten verzieht und auch nicht den körpereigenen Luftschutzkeller benutzt. Und was ist mit der Clematis, die bereits voller Knöpfe war und ausgerechnet in diesen Tagen ohne erkenntliche Ursache eingegangen ist? Ich find', es riecht auch so komisch. Ich hab' einen seltsamen Geschmack auf der Zunge. Aber Radioaktivität hat keinen Geruch und schmeckt nach gar nichts. Es ist bloss der Bauer, der sein Gift auf die Felder ausbringt. Und vielleicht war's auch nur die alltägliche Regensäure, die meiner Clematis den Rest gab. Und die Schnecke ist einfach altersschwach.

Aber Tschernobyl hat meinen Blick geschärft: Allenthalben entdecke ich Marodes, Morsches, Morbides. Die rötliche Verfärbung an den Blättern der Fuchsie. Die weissen Spitzchen an meinen Tomatensetzlingen. Die tote Spinne auf der Tischdecke.

Müssen meine Katzen jetzt früher ins Gras beissen, weil sie ständig ins Gras beissen? Und was ist mit den Totgeburten von Nachbars Büsi? So was habe er noch nie gesehen, hatte der Tierarzt gesagt, weil die kleinen Kätzchen so merkwürdig «eingetrocknet» waren.

Eine Amsel hüpft über die Wiese, pickt Sämchen auf, zieht Regenwürmer aus dem Boden. Hoffentlich ist sie nicht schwanger. Und wenn sie's ist, was dann? Wo liegen die Grenzwerte für das Getier in der Natur? Oder kommt's auf das nicht so an? Spielen radioaktive Käfer keine Rolle?

Das Biogemüse ist auch nicht mehr bio. Jetzt greif' ich lieber wieder zum Gift in der Tiefkühltruhe. Und denk', wie schnell das gehen kann: Plötzlich bricht wieder eine Hungersnot über das vollfette Europa herein. Wär' ein höchst paradoxer Tod: in der Speisekammer verhungern.

Und was wäre, wenn das ganze Volk für vierzehn Tage in den Luftschutzkeller müsste? Gingen Sie da rein? Wenn draussen das schönste Wetter ist? Nichts zu sehen, nichts zu riechen, nichts zu schmecken? Wegen einer Gefahr, die vielleicht erst in zehn oder zwanzig Jahren Realität wird? Und würde dies angesichts der damit verbundenen gigantischen Produktionsausfälle in der Wirtschaft überhaupt jemals angeordnet? Wäre wirklich die Gesundheit der Menschen absolut vorrangig?

Noch eine unvorstellbarere Idee: Was wäre, wenn man alle Schweizer evakuieren müsste? Raus aus dem Land – und dann? Wohin mit ihnen?

Dabei hätte es gar kein Tschernobyl gebraucht, um auf solche Gedanken zu kommen. Die unsichtbaren Gefahren und Bedrohungen sind längst auch ohne radioaktive Verseuchung allgegenwärtig: im Boden, in der Luft, überall. Und sie werden auch genau gleich behandelt: gemessen und verharmlost, zerredet und hingenommen. Die Experten täuschen ein Wissen vor, das sich im nachhinein als Unwissen entlarvt. So einfach ist das.

Ich kann mich noch an einen Protestsong gegen die atomare Aufrüstung erinnern: «Strontium 90, Strontium 90 fällt auf unser Haupt!» krähten die Demonstranten munter in den noch unverseuchten Himmel. Jetzt fällt tatsächlich Strontium 90 auf unser Haupt. Dazu noch Cäsium 137, von dem's noch kein Lied gibt. Aber bis es in rund 30 Jahren auf die Hälfte abgeklungen sein wird, fällt vielleicht dem oder jenem Liedermacher noch was Nettes ein. Zum Beispiel über die synchronistische Erscheinung des Wörtchens «Hysterie», das in solchen Fällen ungemein gehäuft aufzutauchen pflegt und vor dem viel vehementer gewarnt wird als vor dem radioaktiven Niederschlag. In der «Hysterie» sehen Regierungen und Behörden offenbar die wahre Gefahr. Und so wird sie auch mit allen Mitteln bekämpft.

Was immer also passieren mag: Lassen Sie sich nicht aus der Ruhe bringen. Das ist die Hauptsache.

Lasst Blumen sprechen

Eisblumen sind ja auch ganz schön. Und wenn's so grauslig kalt ist wie jetzt, blühen sie in grosser Vielfalt an allen Fenstern. Ja, ihre Vielfalt ist gross, aber sie ist nicht bunt. Daran liegt's. Eisblumen frusten mich.

Der Januar ist für Gärtner und Gärtnerinnen sicher der schlimmste Monat. Der Weihnachtsbaum, diese ferne Erinnerung an Grünes, ist den Weg alles Irdischen gegangen. Die Schneeglöckchen sitzen in den Startlöchern und dürfen noch nicht. Die Gärtner und Gärtnerinnen sitzen ebenfalls in den Startlöchern und dürfen auch noch nicht. Kurz: Es ist zum Verzweifeln.

Was macht man in einer solchen Situation? Man versucht, sich um den Winter herumzuschwindeln. Also renne ich ins nächste Blumengeschäft, um mich mit gewaltigen Sträussen einzudecken. Natürlich denke ich mir nichts dabei. Höchstens, dass es mich ganz schön teuer zu stehen kommt.

Dass es andere Menschen auch teuer zu stehen kommt, habe ich bis vor kurzem nicht gewusst. Eben weil ich mir nichts gedacht habe. Peinlicherweise muss man sich aber heute bei allem und jedem was denken. Wo's herkommt zum Beispiel.

Nelken und Rosen, die im tiefsten Winter blühen, hielt ich ziemlich technologiegläubig für Wunder hiesiger Treibhauskultur oder zumindest für Importe aus einem imaginären Süden, wo's sowieso immer Sommer ist. Letztere gibt's zwar auch, aber ein paar hundert Tonnen (!) stammen aus Dritt-Welt-Ländern, zum Beispiel aus Kolumbien. In der Nähe von Bogotá wurde mit Hilfe ausländischer Gelder eine gigantische

Schnittblumen-Industrie aufgezogen, in der 48 000 Menschen beschäftigt sind: meist junge Frauen, die oft weniger als 170 Franken im Monat erhalten. Besser als gar nichts, könnten Zyniker jetzt einwenden. Aber das Schlimmste an diesen sogenannten Arbeitsplätzen, die man besser als Ausbeutungsplätze bezeichnen sollte, ist, dass sie gesundheitsgefährdend sind, weil die in Europa gültigen Pestizidgesetze umgangen werden.

Es wird gespritzt auf Leben und Tod – was durchaus wörtlich zu nehmen ist: Vergiftungen, Kopfschmerzen, Allergien, Durchfall, Erbrechen, Menstruationsstörungen und Fehlgeburten sind – laut einem Bericht von Miges Baumann, Mitarbeiter des Informationsdienstes Dritte Welt – an der Tagesordnung.

Lasst Blumen sprechen, sagen wir, und schenken vielleicht einer glücklichen Mutter zur Geburt ihres Kindes einen Strauss Rosen, der einer anderen Mutter das Leben ihres Kindes kostete. Was würden die Blumen erzählen, wenn sie sprechen könnten? Von Theresa aus Bogotá, die – auch nach dem Bericht von Miges Baumann – fünf Jahre in der Blumenproduktion arbeitete und ein chronisches Leber- und Nierenleiden davontrug? Oder von jener schwangeren Frau, die nicht mal über Mittag ihren Arbeitsplatz verlassen durfte und ass, während im Gewächshaus gerade gespritzt wurde?

Ich will doch keinen Blumenstrauss, der nach Pestiziden duftet. Mir macht es Kopfweh, wenn andere wegen meiner Kauflust Kopfweh bekommen. Mit anderen Worten: Wenn man sich um den Winter herumschwindeln will, beschwindelt man womöglich andere. Und mit heimlichem Grauen betrachte ich den Kübel mit den Nelkensträusschen, der neben der Kasse im Supermarkt steht: halbverwelkt und zu «herabgesetzten Preisen». Welcher Preis wurde für sie bezahlt?

Zum Beispiel auch den Preis für die Zerstörung des Bodens. Durch den intensiven Einsatz von Chemikalien leidet mit der Zeit die Fruchtbarkeit. Aber dann wird halt die Blumenindustrie an einen anderen Ort verlegt. Arme Länder gibt's ja genug...

Jetzt frage ich im Blumenladen nach der Herkunft der geliebten Frühlingsboten und betrachte die giftfreien Eisblumen am Fenster ein wenig freundlicher.

Ist Dummheit gesund?

«Haben Sie gehört?» fragt die Frau im Laden. «In Mexiko fallen die Vögel tot vom Himmel!» – «Schlimm», sag' ich, «bald fallen wir auch tot um.» – «Ach, dummes Zeug», erwidert die Frau, «der Mensch ist zäh, der gewöhnt sich an alles. Im Ruhrgebiet ist die Luftverschmutzung viel schlimmer als bei uns, und es ist auch noch keiner dran gestorben.»

Ich guck' sie an: Sie sieht wirklich fürchterlich gesund aus, während meine arme Lunge im städtischen Smog teuflisch vor sich hin rasselt. Aber manchmal denk' ich, die meisten Leute haben ihr Atmungsorgan ohnehin längst gegen einen Katalysator ausgewechselt. Zumindest glauben viele, ihre Innereien seien aus resistentem Kunststoff, und oft glaub' ich schon selber, die andern Menschen seien alle aus Plastik. Vielleicht huste ich ja auch nur, weil ich um die Schadstoffmengen in der Luft weiss, während Leute, die sich an alles gewöhnen wollen, zwar dumm, aber immun sind. Ist Dummheit womöglich gesund?

«Wäre Norm gleich Durchschnitt und Durchschnitt gleich Gesundheit», antwortet mir darauf der deutsche Arzt und Schriftsteller Herbert Fritsche*, «so müsste Dummheit – als Bestimmungsmerkmal der Majorität – Leitsymptom wahrhaft enormer Gesundheit sein.» Komplementär dazu, meint er, sei allerdings die Gegenfrage zu stellen: «Ist Genialität krankhaft, hängt sie eng mit dem ‹Irrsinn› zusammen?»

* Herbert Fritsche: Die unbekannten Gesundheiten, Ulrich Burgdorf Verlag Göttingen 1983

Wofür soll ich mich nun entscheiden? Will ich dumm und gesund oder krank und irr, nein, genial sein? Es wäre wirklich zum Wahnsinnigwerden, wenn nicht ebenderselbe Herbert Fritsche zum Schluss käme, dass es nicht nur verschiedene Krankheiten gibt, sondern ebenso verschiedene Gesundheiten, darunter so gefährliche wie die von berühmten Dichtern wie Benn, Baudelaire und vielen andern, die zum Gesundbleiben unbedingt Rauschgift brauchten. Nicht, weil sie krank waren, sondern weil sie sonst nicht arbeiten konnten. Und es erhielt sie gesund, während es andere krank machte! Der Arzt zitiert dazu den österreichischen Philosophen Hermann Keyserling, der gesagt haben soll: «Überhaupt beruht jeder Zustand, welchen wir höher heissen, auf Immunität gegenüber dem, was niederen Gift ist.»

Da haben wir's wieder: Mal ist man resistent, weil man so dumm ist, dann wieder, weil man zu gescheit ist. Und wie sich da noch die krankheitserregenden Viren, Bakterien und all die andern bösen Teufelchen orientieren wollen, weiss ich auch nicht.

An denen aber, meint Fritsche, liegt es gar nicht so sehr, ob jemand nun krank wird oder nicht. Es liegt vielmehr an den «Befindlichkeiten», auf die sie stossen. Und als Beispiel führt er das Ulmensterben an, das in den zwanziger Jahren grassierte und nahezu sämtliche Exemplare ausrottete. Als Erreger stellte sich eine Bakterie heraus, die auch zuvor schon immer auf diesen Bäumen vorgekommen und ihnen nie gefährlich geworden war. Ganz plötzlich wurde aus dem harmlosen Untermieter ein gefährlicher Killer. Das heisst: Nicht die Bakterie hatte sich verändert, sondern die «Befindlichkeit» der Ulmen.

Logischerweise kommt mir jetzt AIDS in den Sinn. Herbert Fritsche konnte das nicht in den Sinn kommen, weil er seine Erkenntnisse schon vor über dreissig Jahren niederschrieb und längst verstorben ist. Aber er warnte in seinem kleinen Buch vor dem Ausbruch neuer Seuchen, die wie die Pest wüten würden, «weil keiner mehr die gesunde oder gesundende Abwehr kennt und trainiert hat». Vielleicht würde er heute hinzufügen, dass angesichts des giftigen Bombardements auf unsere Befindlichkeiten ein Training gesundender Abwehr gar nicht mehr möglich ist...

Andererseits könnte es natürlich sein, dass jene Frau im Laden eine dieser seltenen Gesundheiten besitzt, die zu ihrer Erhaltung unbedingt eine gehörige Portion Gift brauchen. Fragt sich dann nur: Ist sie nun dumm oder verrückt?

Kurze Aufhellungen

Ich red' nicht vom Wetter. Ich bin ja kein Frosch. Ich red' von den Nachrichten, mit denen wir täglich berieselt werden: ein Dauerregen sanften Entsetzens – ohne Aussicht auf kurze Aufhellungen. Hier ein kleines Chemie-«Ereignis», eine zarte Rotfärbung des Rheins zum Beispiel oder ein kleines Fischsterben, dort ein von Wohn-Giften verseuchtes Gebäude, dessen Schliessung man erwägt. Nur erwägt, versteht sich. Denn bevor hierzulande zum Schutz der Gesundheit gehandelt wird, erhöht man lieber die Grenzwerte ins Grenzenlose und lässt das Volk munter in den vergifteten Apfel beissen. Tschernobyl darf sich nicht wiederholen. Das heisst: Wenn es sich wiederholt, muss dafür gesorgt sein, dass die Leute trotzdem essen, was auf den Tisch kommt, damit der Landwirtschaft ihre Produkte nicht sauer aufstossen. Denn das kommt bedeutend teurer.

In Zukunft verfüttert man also den Giftmüll einfach den Schweinen – und futtert dann die giftigen Koteletts. Schöne Schweinerei. Aber das ist heute die aktuelle Form des Recyclings.

Als Zeitungsleserin hab' ich mich an solche Meldungen selbstverständlich längst gewöhnt. Weise nicke ich mit dem Kopf, wenn mir mitgeteilt wird, dass in den Körpern Rentier züchtender Lappen die Cäsiumwerte stark gestiegen sind, während mir gleichzeitig versichert wird, dass im Fall eines ähnlichen Unfalls in der Schweiz nur «ungeschützte» Personen im Umkreis von zwei Kilometern gefährdet wären. Schweizer sind offenbar von Geburt an mit Blei gepanzert.

Aber im Grunde mag ich nicht mal mehr spotten: Zu bekannt ist das abgedroschene Ritual der Verharmlosung, das – ähnlich wie die Waschmittelwerbung – mittlerweile kein Mensch mehr ernst nimmt. Trotzdem wird es immer wieder durchgezogen: Bloss für wen eigentlich? Ich glaube, die Weisswäscher leiden unter einem Waschzwang: Wie Macbeth' killende Gattin versuchen sie, sich gegen potentielle Vorwürfe zu immunisieren.

Darum nicke ich nur wieder weise mit dem Kopf, wenn ich lese, dass an der apulischen Küste zuhauf vergiftete Delphine und Schildkröten angeschwemmt wurden, aber selbstverständlich keinerlei Gefahr für die Menschen bestehe. Ach, welche Wonne muss es sein, neben einem verendeten Delphin lustig im Meer zu plaschen! So ein paar Tierkadaver können doch uns vergnügungssüchtige Touristen nicht abschrecken! Vermutlich sind sie bis zu den Sommerferien ohnehin schon wiederverwertet, landen als Fischmehl in einem schweizerischen Schweinetrog oder als Konserve in der Dritten Welt.

Schreckt mich überhaupt noch etwas? I wo! Das bisschen Gift in der Wohnung, im Essen, in der Kleidung, im Geschirr, in den Möbeln, in der Luft, im Wasser, in der Erde trägt doch höchstens zur Abhärtung bei. Bestimmt werde ich mit der Zeit resistent. Wie die Heuschrecken. «Der Mensch hat schon vieles überlebt», lautet die entsprechende zynische Devise. Eine tiefe Erkenntnis: Hunderttausende, ja Millionen gehen vielleicht drauf – aber «der Mensch» überlebt. Wer dieses rare Exemplar sein darf, ist offenbar Wurscht.

Aber was möffele ich da eigentlich über Längstbekanntes vor mich hin? Ich wollte ja auf etwas ganz anderes verweisen. Nämlich auf kurze Aufhellungen! Auf Nachrichten der anderen Art! Zum Beispiel, dass in der Sowjetunion eine Umweltschutzorganisation nach dem Muster von Greenpeace gegründet wurde! Dass sich nun auch in Frankreich langsam der Widerstand gegen die KKWs und die Force de frappe regt. Dass sich junge Schweizer Bauern plötzlich wieder für eine Bewirtschaftung mit Pferden interessieren. Dass die Stadt Zürich eine moderne Kompostierungsanlage mit 2,5 Millionen Franken subventioniert. Dass ein Bauunternehmen dafür sorgt, dass künftig 13 000 Kunststoffeimer jährlich nicht mehr auf dem Müll landen, sondern weiterverwendet werden.

Noch ist kein Wetterumschwung in Sicht. Der Dauerregen täglicher Schreckensmeldungen hält an. Aber es gibt doch auch kurze Aufhellungen. Und vielleicht immer öfter.

Bern als Nationalpark

Angenommen, eines grausigen Tages beschlösse die Regierung, die Stadt Bern abzureissen und in einen Nationalpark umzuwandeln. Die Nachricht wäre erstaunlicherweise nicht mal eine Schlagzeile wert, sondern erschiene in den Zeitungen unter den vermischten Meldungen: klein und leicht zu übersehen. Es hiesse dort lediglich, den Berner Mutzen ginge es ausgezeichnet. Sie seien höchst erfreut über die Veränderung. Endlich hätten die armen Bären genug Platz, um sich auszutoben und ein artgerechtes Leben zu führen. Sie würden sich vor lauter Wonne auch schon fleissig vermehren, so glücklich fühlten sie sich. Von den Bernern selbst stünde kein Wort in der kleinen Notiz. Kein Wort davon, wie sich die betroffenen Menschen fühlen.

Ein Hirngespinst? Horror aus einem Science-fiction-Roman? Ach nein. Bloss harte Wirklichkeit. Aber die betroffene Stadt liegt halt weit weg: Fast schon in der Un-Wirklichkeit. Sie ist auch kein internationales Touristenziel wie zum Beispiel Venedig, diese Klagemauer des Reiseverkehrs, oder meinetwegen wie Maienfeld, das dank einem gar nie existiert habenden Heidi halb Japan kennt.

Vermutlich war noch kein einziger Schweizer in jenem fernen Ort, der nun einfach plattgewalzt wird, obwohl ihn jeder dem Namen nach kennt. Es handelt sich nämlich um Tschernobyl, eine Stadt, die im 12. Jahrhundert gegründet wurde. Eine Stadt, die also bereits Geschichte hat, aber erst seit 1986 weltweit Geschichte macht. Tschernobyl wird abgerissen. Das muss man sich mal vor Augen führen. Aber eben: Wenn es einem nicht vor Augen geführt wird, ist man blind für die Ungeheuerlichkeiten unserer Zeit. Eine ganze Stadt wird dem Erdboden gleichgemacht, die Bevölkerung vertrieben – ohne Aussicht, jemals zurückkehren zu können. Ganz einfach, weil da nichts mehr sein wird, in das man zurückkehren könnte.

Das heisst: Ein Nationalpark wird da sein, und was das wohl für ein Nationalpark werden wird, kann man sich fragen. Die neue Seuchen-Flora und Strahlen-Fauna als Schutzobjekte? Wahrscheinlich eher als Forschungsobjekte, damit man weiss, was künftige Katastrophen bringen werden.

Aber davon redet selbstverständlich niemand. In der kleinen Zeitungsnotiz heisst es lediglich: «Flora und Fauna sollen schon heute in der abgesperrten Zone bestens gedeihen.» Und ein russischer Wissenschaftler erklärte: «Vor allem den ukrainischen Füchsen geht es ausgezeichnet.» Er muss es ja wissen. Weiss er es wirklich?

Abgesehen davon ginge es Fauna und Flora sicher erheblich besser, wenn man die Menschen generell von diesem Planeten aussperren würde. Aber vielleicht ist das ja auch bald soweit. Tatsächlich sollen Pläne existieren, lese ich bei Hans-Peter Dürr*, Direktor des Werner-Heisenberg-Instituts in München, der Menschheit ein Weiterleben auf dem Mars zu ermöglichen, falls die Erde endgültig nur noch als Deponie für den Sondermüll taugt. Freut euch, ihr Füchse und Bären! Bald seid ihr uns los!

Aber wie geht es den Bewohnern von Tschernobyl? Was mag das für ein Gefühl sein, von einem Tag auf den andern die Heimatstadt zu verlieren, die Kulisse der eigenen Vergangenheit und Erinnerungen? Und erst noch mitten im tiefsten Frieden! Kein dritter Weltkrieg musste ausbrechen, keine Bomben fallen. Hiroshima, jene andere Stadt, auf die einst die erste Atombombe fiel, steht wieder. Tschernobyl wird für alle Zeiten vom Erdboden verschwinden.

* Hans-Peter Dürr: Das Netz des Physikers, Hanser.

Ich möchte meine Heimat nicht den Füchsen und Hasen überlassen. Ich will auch nicht auf den Mars. Ich möchte hier leben und wohnen. Aber ich fürchte, ich werde gar nicht gefragt. So wie keiner nach den Bewohnern von Tschernobyl fragt.

Aber halt: Die gibt es ja gar nicht mehr! Es gibt nur Menschen, die sich nun anderswo eine neue Heimat suchen müssen. Von Tschernobyl bleibt nur eine erhöhte Strahlenbelastung. Die allerdings überdauert.

Mitmenschen:
Spiegel ihrer Umwelt

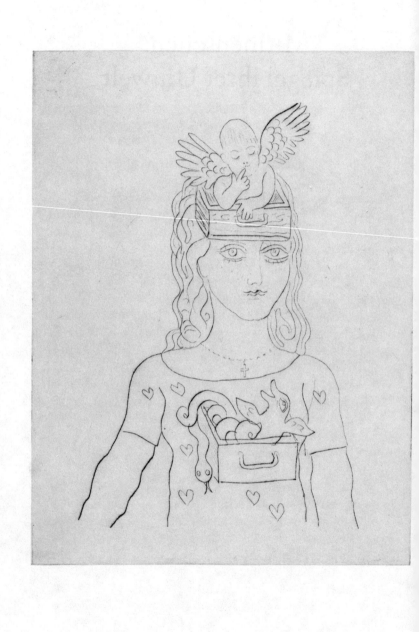

Blick auf die Männer im Zug

Es gibt Männer, die sehen aus, als ob sie morgens direkt aus dem Bett in eine Uniform aus Tadellosigkeit und Geschäftstüchtigkeit umstiegen. Einer gleicht dem andern: sauber gestutzt, desinfiziert und frisch aufgebügelt, das obligate schwarze Köfferchen in der Hand. So steigen sie dann in den Zug, um zu irgendeinem wichtigen Termin zu fahren.

Manche beugen sich emsig über ein bedeutendes Dokument, andere studieren die Zeitung – aber am erstaunlichsten finde ich diejenigen, die miteinander reden. Denn kaum machen sie den Mund auf, ist es mit der klinischen Sterilität vorbei. Sie gurgeln ein Vokabular heraus, das für sich genommen heute zwar niemanden mehr schockt, aber in der Intensität des Wiederholungszwangs doch verblüfft. Denn es handelt sich ja nicht etwa um Arbeiter, denen das Klischee diese Ausdrucksweise zuschreibt, sondern um Geschäftsleute gehobener Preisklasse, die offensichtlich ausgezogen sind, das grosse Geld zu machen, und in wichtigen Dingen ein Wörtchen mitzureden haben. Doch mir scheint, diese Wörtchen holen sie direkt aus der Kanalisation...

Was die Schleusen für den verbalen Klärschlamm aber am meisten öffnet, sind die «Grünen» und die «Roten», die – «Huuresiech!» – ihre «Schnörren» in alles reinhängen, was sie – «Huuresiech!» – überhaupt nichts angeht. Zum Beispiel diese Sache mit dem Umweltschutz. Alles erlogen und erstunken, nur dazu da, die Kommunisten ins Land zu holen und fleissigen Schweizer Mannen das Leben zu versauern. Die phosphatfreien Waschmittel werden verhöhnt, die AKWs aller Gefahren entledigt – «ein gewisses Restrisiko muss man halt eingehen, wenn...» – und die enormen Kosten, die uns die sterbenden Wälder verursachen sollen, aus der Buchhaltung gestrichen. Die Männer im Zug räumen auf. Wortgewaltig.

Ich schau' aus dem Fenster in die schon herbstlich angehauchte Landschaft, die vorbeizieht. An den Lametta-Look der Tannen hab' ich mich längst gewöhnt. Auch an die Dürre, die hie und da durch die Hecken bricht (meine eigene daheim ist ja auch betroffen). Aber was mir weh tut, sind die Apfelbäume. Es sieht so qualvoll aus, wenn sie ihre Blätter auf diese merkwürdig unnatürliche Weise einrollen, während die Äpfelchen noch rotbackig, frisch und rund an den Ästen hängen. Eigentlich, denk' ich, fahr' ich durch eine Ruinenlandschaft. Nur sind die Bomben, die da fallen, unsichtbar.

Die Männer im Zug schauen nicht aus dem Fenster. Sie haben Wichtigeres zu tun, als Bäume zu betrachten. Und selbst wenn sie einen Blick riskieren würden, könnten sie die Symptome gar nicht mehr erkennen. Denn mit Natur haben sie nichts am Hut. Die kaufen sie sich in den Ferien im Ausland.

«Sehen. Man könnte sagen, das ganze Leben sei darin beschlossen, wenn nicht in seinem Ziel, so doch in seinem Wesen», schrieb Teilhard de Chardin, der nichts von der heute grassierenden Blindheit ahnte. «Wenn Sehen wirklich höheres Sein ist, so lasst uns den Menschen betrachten, und unser Leben wird reicher sein. Dazu jedoch müssen wir unsere Augen richtig einstellen.»

Ich hab's versucht. Aber wahrscheinlich müsste sich mir das dritte öffnen. Denn immer, wenn ich die Männer im Zug betrachte, denk' ich, die gibt's gar nicht wirklich. Oder sie sind künstlich hergestellt, mit einem Räderwerk im Innern, das sich auf Knopfdruck umprogrammieren lässt. Aber dann saftet wieder einer: «Huuresiech!», und ich glaub' nicht mehr an ein Wunder der Technik.

Welcher Anblick bietet sich wohl den Apfelbäumen, wenn diese Eisenmasse an ihnen vorbeibraust und sie durchs Fenster jene Männer sehen, aufgereiht auf Polstern, sauber gewaschen und gekleidet – und doch wie sie selbst von einer geheimnisvollen Krankheit befallen, die bereits eine tödliche Dürre über sie gebracht hat? Nämlich eine Dürre des Gemüts, um das Wort Seele tunlichst zu vermeiden... Das ist wirklich mal eine «Entsprechung»: Die Bäume draussen und die Männer drinnen sind – Ebenbilder.

Gott und das Mäuschen

Auf den Äckern blühen Eisblumen. Jeder Baum, jeder Strauch ist in fein Geklöppeltes gehüllt. Seit sich die Natur ein weisses Spitzenkleid übergeworfen hat, scheinen sich die Menschen wieder mit dem Winter versöhnt zu haben. «Schau, wie schön!» tönt es allenthalben, und man sieht lauter strahlende Gesichter, die den strahlenden Himmel spiegeln. Es ist ganz einfach um die Psyche bestellt: Lacht die Sonne, lachen auch die Menschen. Und kaum sinkt wieder der Nebel über das Land, umfloren sich auch die Blicke der Leute.

Unsere Einstellung zum Wetter ist buchstäblich wetterwendisch. Aber auch unsere Einstellung zur Natur, zur ganzen Schöpfung ist ziemlich zwiespältig. «Gibt es etwas Vollkommeneres als ein Mäuschen, das eine Nuss knabbert?» fragte mich kürzlich allen Ernstes ein Mann, dem angesichts der eigenen Vorstellung von Vollkommenheit sogar die Tränen in die Augen stiegen. Ich fand es rührend, dass er so gerührt war, und erst recht fand ich es rührend, dass der Gegenstand seiner Rührung ein derart rührender war, und vollends rührte es mich, dass ein Angehöriger jenes sonst so ungerührten Geschlechts sich von etwas derart Rührendem rühren liess. Kurz: Fast wären mir auch noch die Tränen gekommen.

Aber dann stutzte ich: Wie kommt es, grübelte ich, dass ein männliches Exemplar der Gattung Mensch, das wie die meisten seiner Art in lebenslanger Bürohaft gehalten wird, eines Nüsse knabbernden Mäuschens ansichtig wird? Schliesslich ist der Mann zu Fronarbeit verurteilt und muss seine Familie ernähren. Wo kämen sonst die Mäuse her? Ich meine natürlich jene Mäuse, bei deren Anblick die meisten Menschen auch andächtig werden, wenn auch auf andere Art. Sozusagen weitab von jenem Staunen über die schöpferische Vollkommenheit.

Mit anderen Worten: Der Mann kommt mit Sicherheit nicht dazu, in der Natur Nüsse knabbernden Mäusen aufzulauern. Aber er sieht trotzdem täglich weisse Mäuse. In seinem Büro steht nämlich ein Terrarium, und dort drin knabbern sie ihm demonstrativ die Vollkommenheit der Schöpfung vor. Vor allem aber in vollkommener Sicherheit, so dass die göttliche Schönheit der Mäuse gar nie in Frage gestellt wird. Zappelte aber eine der Vollkommenen im Maul einer blutrünstigen Katze, dann weiss ich nicht, wie es mit unserer Rührung bestellt wäre. Mir jedenfalls käme sie abrupt abhanden, auch wenn ich persönlich nicht die Mäuse, sondern Babettli und Jakobli von der Miezen-Gattung für die vollkommensten Werke Gottes halte.

Aber sobald halt das blutige Fressen beginnt, verliert die Schöpfung ungemein an ästhetischem Reiz. Jedenfalls vom Blickwinkel des Menschen aus betrachtet, und der ist offenbar ungeheuer eng. Und was das Schlimmste ist: Unser Schönheitsempfinden ist der Schöpfung absolut abträglich. So stürmen wir im Winter sonnenhungrig die Berge und zerstören dabei die umschwärmte Natur. Der strahlende Himmel und die in Spitzenkleider gehüllte Landschaft sind schuld daran. Es klingt absurd, aber die Schönheit wirkt sich geradezu teuflisch aus.

Auch jetzt: Die Sonne scheint strahlend von einem kitschig blauen Himmel. Sie wärmt sogar bereits ein bisschen. Hie und da lässt ein Strauch ein Rüschlein fallen, schmilzt ein Spitzenband dahin. Und schon kommen sie aus ihren Höhlen gekrochen, die wie Lauch gebleichten Winterlinge, und stürmen sonnenwärts. Alle Bahnen überquellen, Hunde bellen, Kinder kreischen, die Hölle ist los.

Ach lieber Gott, wenn Dir an Deiner Schöpfung etwas liegt, dann schick wieder ein bisschen Nebel und lass die bezaubernde Weihnachtsdekoration verschwinden: Das schadet alles bloss! Denn wenn noch eine Maus in Vollkommenheit ihre Nuss knabbern soll, dann darf die Natur sich nicht nur von ihrer hübschesten Seite zeigen. Sonst stirbt sie womöglich noch. In Schönheit!

Bildausschnitt mit Bürste

Ich seh' das Bild ja immer wieder gern, und offenbar sehen es auch andere gern, weil es immer wieder in den Zeitungen abgedruckt wird. Es zeigt zwei Soldaten, die einander in einem Wäldchen gegenüberstehen. Sie tragen zeitgemässe Entsorgungs-Overalls der Armee. Dem einen hängt vorne, wo sonst das Gesicht ist, eine Art Elefantenrüssel runter. Der andere sieht eher aus wie ein Schwein. Das Schwein hält eine Bürste in der Hand und wedelt damit dem Elefanten liebevoll vor der Windschutzscheibe herum. Unter dem Bild steht: «US-Soldaten bei einer Entgiftungsübung nach einem simulierten C-Waffen-Angriff in der BRD.»

Super! Immer wieder les' ich die aufregende Bildlegende und guck' dann auf die Bürste, mit der das Schwein lässig und souverän seinen Kollegen abstaubt. Eine ganz alltägliche Handlung. Jede Hausfrau beherrscht sie aus dem Effeff. Zur Not könnte sie sogar noch zum Besen greifen und flugs die Stube von allem C-Staub befreien. Wär' überhaupt keine Sache.

Das heisst: Sie müsste natürlich den entsprechenden Overall mit dem Rüssel vornedran tragen. Aber wer hat den schon? Ich hab' zum Beispiel keinen. Ich hab' bloss die Bürste. Aber vielleicht reicht die bereits. Das Schwein auf dem Bild trägt ja auch keine Handschuhe beim Abstauben: Mit der nackten Hand und weit offenen Ärmeln wischt es Gift. So schlimm wird's nicht sein. Sagt das Bild mit der Bürste.

Und ich darf nicht unfair sein. Schliesslich hab' ich in der Schule gelernt, dass Kriege immer weitab von jeder Zivilisation stattfinden. Es gibt dafür speziell eingerichtete Schlachtfelder, auf denen sich dann die Elefanten und Schweine die Kübel mit den C-Waffen über die Köpfe schütten. Nachher holen sie die Bürste hervor und stauben einander ab. Fertig. Sagt das Bild.

Die Amerikaner haben ihr Schlachtfeld weitab ihrer Zivilisation im barbarischen Europa angelegt. Dort üben sie die Handhabung der Bürste. Sie üben überhaupt ständig. Diesen Sommer wollen sie auch den nuklearen Winter testen – mit einem «kontrollierten Waldbrand» (ein Synonym für den kontrollierten Atomkrieg), bei dem die Auswirkungen des nuklearen Schlagabtauschs untersucht werden. Bei «Schlagabtausch» denke ich immer an Tennis, aber das soll ich ja wahrscheinlich auch. Doch ich will nicht abschweifen...

Zurück zum Bild: Es zeigt zwei Soldaten, eine Bürste, ein Wäldchen. Wenn man über den Ausschnitt hinausimaginiert (das «Imaginieren» soll jetzt nämlich mächtig um sich greifen!), sieht man das weisse Pulver langsam zu Boden sinken. Ein Teil davon setzt sich in Zweigen und Ästen fest. Wie Schnee. Man wird das Gebiet später halt absperren und inständig hoffen müssen, dass kein Wind aufkommt. Denn wenn sich ein Lüftchen erhebt, könnte sich das Pülverchen miterheben und auf strategisch völlig unwichtige Ziele gelenkt werden. Belebte und bewohnte zum Beispiel. Aber davon sagt das Bild nichts. Ihm geht es um die Bürste. Sie allein steht im Mittelpunkt.

Einst vor langer, langer Zeit, im Jahr 1925, wurden im Genfer Giftgasprotokoll C-Waffen geächtet. Schuld daran waren die Fotografen. Sie hatten im Ersten Weltkrieg derart hässliche Bilder gemacht, dass selbst der ziemlich unzimperliche Hitler es nicht wagte, zu diesen Mitteln zu greifen. Es dauerte über sechzig Jahre, bis die Amerikaner endlich daran denken konnten, die Produktion erneut kräftig anzukurbeln! Womit wieder mal eindrücklich bewiesen wäre, welche Macht von Bildern ausgeht.

Darum freu' ich mich schon auf das Bild vom Test des nuklearen Winters, wenn Schweine und Elefanten traulich um das Lagerfeuer kauern und sich die klammen Hände wärmen. Neben ihnen liegt die Bürste und steht das leere Wassereimerchen, mit dem sie den atomaren Schlagabtausch gelöscht haben.

Jeder weiss um die böse und verruchte Propaganda der Nazizeit. Virtuos manipulierten Kriegsverbrecher mit den Mitteln der Medien das Volk. Aber das ist Geschichte. Mitten im Frieden werden keine Kriegsverbrechen begangen. Wie auch?

Spiritualität des Abfalls

Auf dem ökologischen Tugendpfad in eine wiedererg rünte Zukunft gibt es Sonntagsschulgeschichten, von denen ich nicht so recht weiss, ob sie bloss der Erbauung gläubiger Umweltschützer dienen oder nicht doch schon wieder Opium für ein Volk sind, das gegen Ohnmacht und Verzweiflung kleine beruhigende Pillen persönlicher Aktivitäten einsetzt.

Eine dieser Geschichten geht so: Mr. Robert Muller, stellvertretender Generalsekretär der Vereinten Nationen, der seit über dreissig Jahren die verschiedensten Posten in dieser Organisation innehatte, musste in New York eine Meile von seiner Wohnung bis zu seinem Büro zurücklegen. Er ging zu Fuss, was ihn schon als extremen Radikalinski auswies, denn selbstverständlich fuhren alle seine Kollegen mit dem Auto zu ihrer Arbeitsstätte. Die Strassen waren gar kein erfreulicher Anblick: schmutzig, voller Abfall, Unrat, leerer Büchsen, Zigarettenpackungen und Stummel.

Zuerst ärgerte er sich grässlich über all den Dreck, aber dann – und leider wird's jetzt höllisch moralisch! – ermahnte er sich zu seiner täglichen guten Pfadi-Tat: Er schritt fortan mit einer Papiertüte fürbass, die er wohlgefüllt am Ende des Wegs in eine Mülltonne warf. Sein ungeheuerliches Tun liess die Kollegenschaft auf die Bremsen treten. Mitleidig klärten sie Mr. Muller durchs offene Wagenfenster hindurch auf, wie sinnlos seine Tätigkeit sei: «Es hilft überhaupt nichts, denn sobald du etwas aufgehoben hast, wird jemand wieder etwas hinwerfen.»

Der heroische Mr. Muller aber liess sich nicht entmutigen und füllte weiter seine Papiertüten mit Abfall. Nach ungefähr sechs Wochen hatte er die ganze Strasse zwischen seiner Wohnung und dem Gebäude der Vereinten Nationen gesäubert. Aber jeder sagte ihm, dass bald alles wieder so sein werde wie zuvor.

Aber siehe da: Nach einer Woche war die Strasse immer noch sauber. Und warum? Ganz einfach: All der Abfall hatte sich nicht innerhalb weniger Tage, sondern Monate und Jahre hindurch angesammelt, weil es niemandem eingefallen war, ihn wegzuräumen. Von nun an genügte es, wenn Mr. Muller hin und wieder etwas in seine Tüte steckte. Die Strasse soll heute noch blitzsauber sein.

«Das ist Gebet, das ist Handeln, das ist Tun», meinte dazu euphorisch der österreichisch-amerikanische Benediktinermönch David Steindl-Rast, der selber auch mit einer Tüte unterwegs ist und alle Leute zum Abfallsammeln bekehren will.

Recycling als religiöse Praxis. Das ist wirklich eine Sonntagsschulgeschichte. Was soll's also? Und besonders noch hierzulande, wo die Strassen sogar geputzt werden, wenn sie gar nicht schmutzig sind, und ganze Rudel von Schulklassen in den Wäldern den Dreck auflesen müssen, den ihre Altvordern dort hinterlassen haben.

Und wo ist die Tüte, in die ich den radioaktiven Abfall hineintun kann? Oder den Schmutz in der Luft? Oder das Gift im Boden? Ich bin längst selbst die Tüte, in der sich der Abfall sammelt. Und da hilft zur Entsorgung wirklich nur noch Beten.

Fast scheint es zynisch, den einzelnen zu ökologischer Moral und Tugendhaftigkeit aufzurufen, während die Grossen und Mächtigen ungehindert die Welt verdrecken, bis sie im Abfall untergeht. Ich seh' die Moral von der Geschichte auch woanders: nicht in den sauberen Strassen und porentief reinen Wäldern. Auch nicht in der Saubermannideologie, die man dahinter vermuten könnte. Aber mit Herrn und Frau Saubermann selber könnte was passieren, wenn sie zur Tüte greifen. Denn wer sich bückt, um sich um irgendeinen kleinen Dreck zu kümmern, kommt vielleicht auf andere Gedanken: indem er plötzlich Analogien zu den grossen Schmutzfinken herstellt und sich auch um deren Dreck zu kümmern beginnt oder weil er lernt, in Zusammenhängen zu denken. Zusammenhänge, die auch auf andere Lebensgebiete übergreifen...

Ich weiss schon: Es bleibt Sonntagsschulgeschichte.